増補新訂

お風呂大好き!

快適バスタイムのすすめ

早川美穂
東京ガス都市生活研究所

生活情報センター

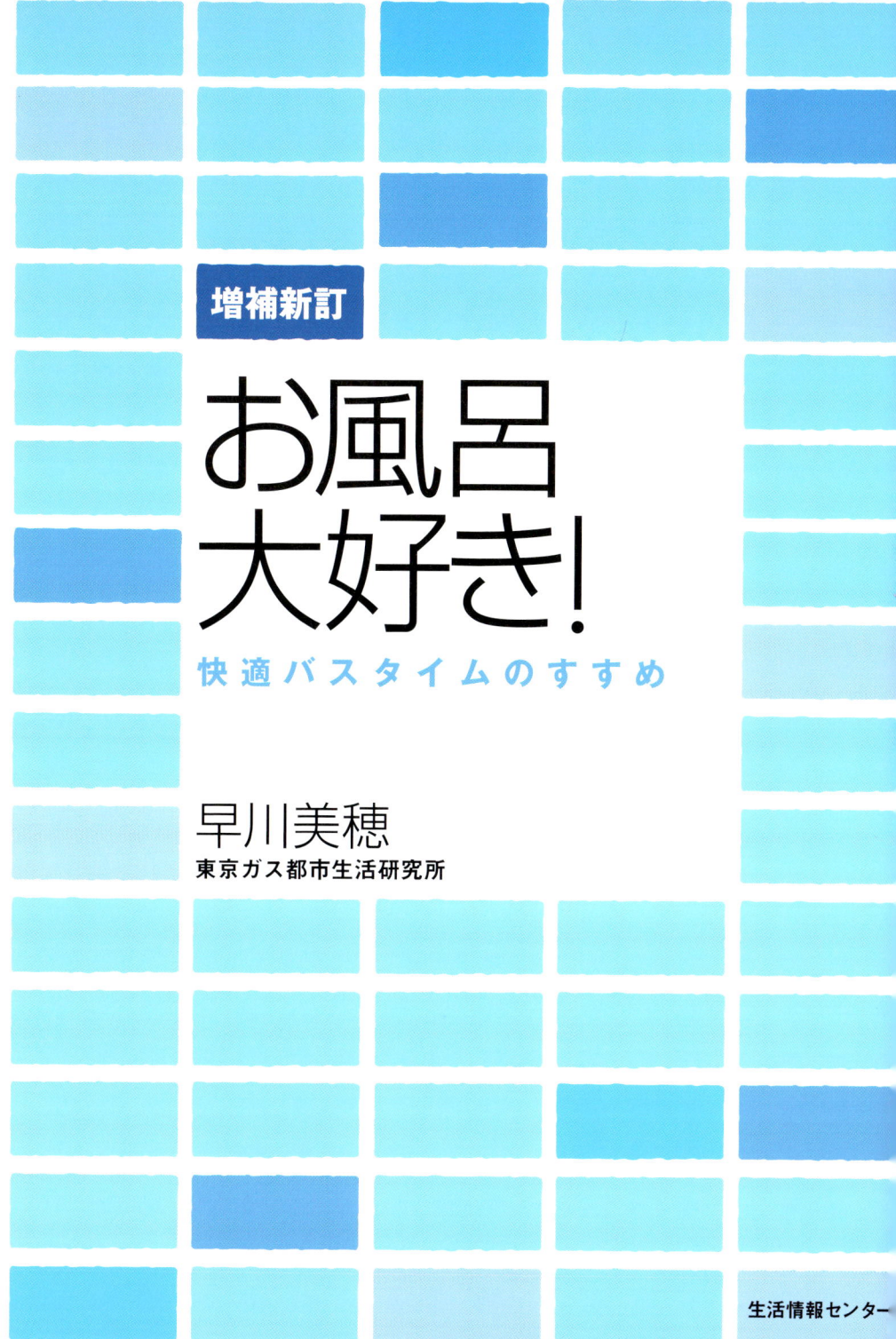

はじめに

日本人は世界一お風呂好きといわれています。ほとんど毎日、温かいお湯をたっぷり使って入浴を楽しみます。温泉好きはいうまでもありません。

第2次世界大戦直後の東京では、焼け落ちた銭湯に板囲いをした青空浴場が出現しにぎわっていましたし、ハイジャックされた飛行機から解放された日本人の第一声は「ああ、お風呂に入りたい!」だったそうです。「風呂・めし・寝る」——現代の企業戦士の優先順位も第1位はお風呂です。気候や習慣の違いはありますが、日本人のお風呂にたいする執着は並大抵ではありません。なぜこんなにお風呂好きなのでしょう。

それは、お風呂にかならずある「お湯」の「水と熱と水圧」が、人間の心も体も元気に幸せにしてくれる力をたくさんもっているからだと思います。

お風呂では体を清潔にできるのはもちろん、水の流れや水面のきらめきで癒されることができます。また、お湯の温度と水圧の刺激で血行がよくなって体が元気になり、こりもほぐれますし、体温調節能力も正常になります。四季があり気候の変化が激しい日本では、気温や湿度の変化に体調を合わせるのが大変です。そのため、他の民族以上にお風呂が大切にされているのではないでしょうか。

ところが、多くの人は、この効用の一部を無意識に応用しているだけで、十分に生かしきれていません。熟睡したくて入浴したのに目が覚めてしまったり、美容効果を期待したのにシワがふえてしまったり。また、体はきれいになっても心にはストレスが高まったり、温まるつもりがかえって湯冷めしたりということも少なくありません。

実は、お風呂は入り方しだいで驚くほど効果が違ってきます。ちょっとしたコツを知るだけで、もっと楽しい気分が味わえたり健康になったりできるのです。

本書では、そのコツをふまえた入浴スタイルをご紹介します。大好きな入浴スタイルをぜひ見つけてください。

いまやスローライフの時代、家で過ごす時間が長くなりました。外へ楽しみを見つけるのではなく、「快適に楽しく住む」ことにこだわりをもちたいものです。

その筆頭がバスルーム。

湯船にお湯を張り、ざぶんとつかる。じわーっとぬくもりが体の芯から立ち上がる。思わず「ああ、極楽！」

その幸せ感をちょっとした工夫でもっともっと広げてみませんか。

第1章

お風呂の魅力

第2章

お風呂の基礎知識

第3章

快適な浴室

コラム

お風呂マメ知識

装幀・デザイン● 日比真由美
DTP制作● 大村 哲哉
校正● 広瀬 泉
イラストレーション● 室谷 雅子
写真● キミヒロ
（P.13, 27, 34, 39, 46, 67, 69, 74, 79,
107〔下〕, 109, 111）
東京ガス都市生活研究所
スタイリスト● 掛川 美佳

第１章

お風呂の魅力

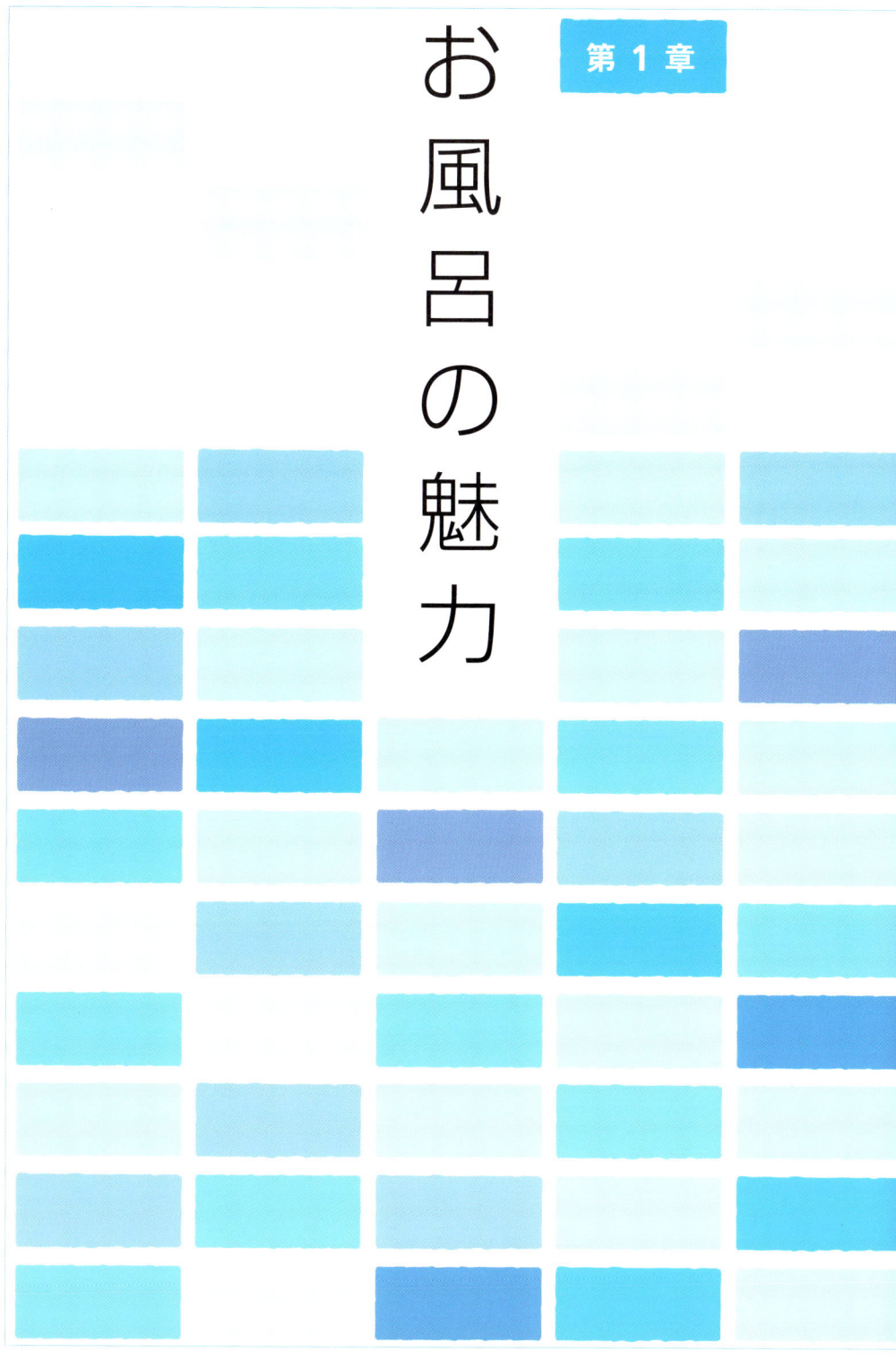

お風呂はなにをするところ

お風呂は「体を清潔にするための場所」と考えている方も多いと思いますが、これは入浴効果のほんのひとつです。

本当は、目を覚ましたり、心を癒したり、本を読んだり、体を元気にしたりするのにふさわしい変幻自在な空間なのです。

なぜなら、お湯に浸かると「温度」と「浮力」と「静水圧」の影響を体に与えられるからです。（シャワーの場合は「浮力」や「静水圧」はありませんが「水流の刺激」を与えることができます。）お風呂の温度や水圧（又は水流）の強さを上手に調節すれば、リラックス効果はもちろん、疲労回復、目覚め効果、美容効果、集中力UPなど、さまざまな効果をもたらすことができるのです。

体を清潔にするだけのための入浴なら1日1~2回入れば十分でしょうが、変幻自在空間の利用に決まりはありません。いつでも、何回でも、好きなときに好きなだけご利用ください。

ただし、それぞれの効果は入浴のしかたによって異なります。漫然と入浴しただけでは、本来得られるはずの効果も半減してしまいます。目的によって入浴法を変え、目的にもっともふさわしい入浴習慣をつくりましょう。

この章では、目的別のおすすめ入浴スタイルと、入浴後の過ごし方を紹介します。

下記には、各入浴目的によってお勧めの時間帯や平休日別が書いてありますが、これは、フルタイムでお勧めしている人をイメージしたほんの一例に過ぎません。皆さんそれぞれの目的に合った好きなタイミングに入浴してください。

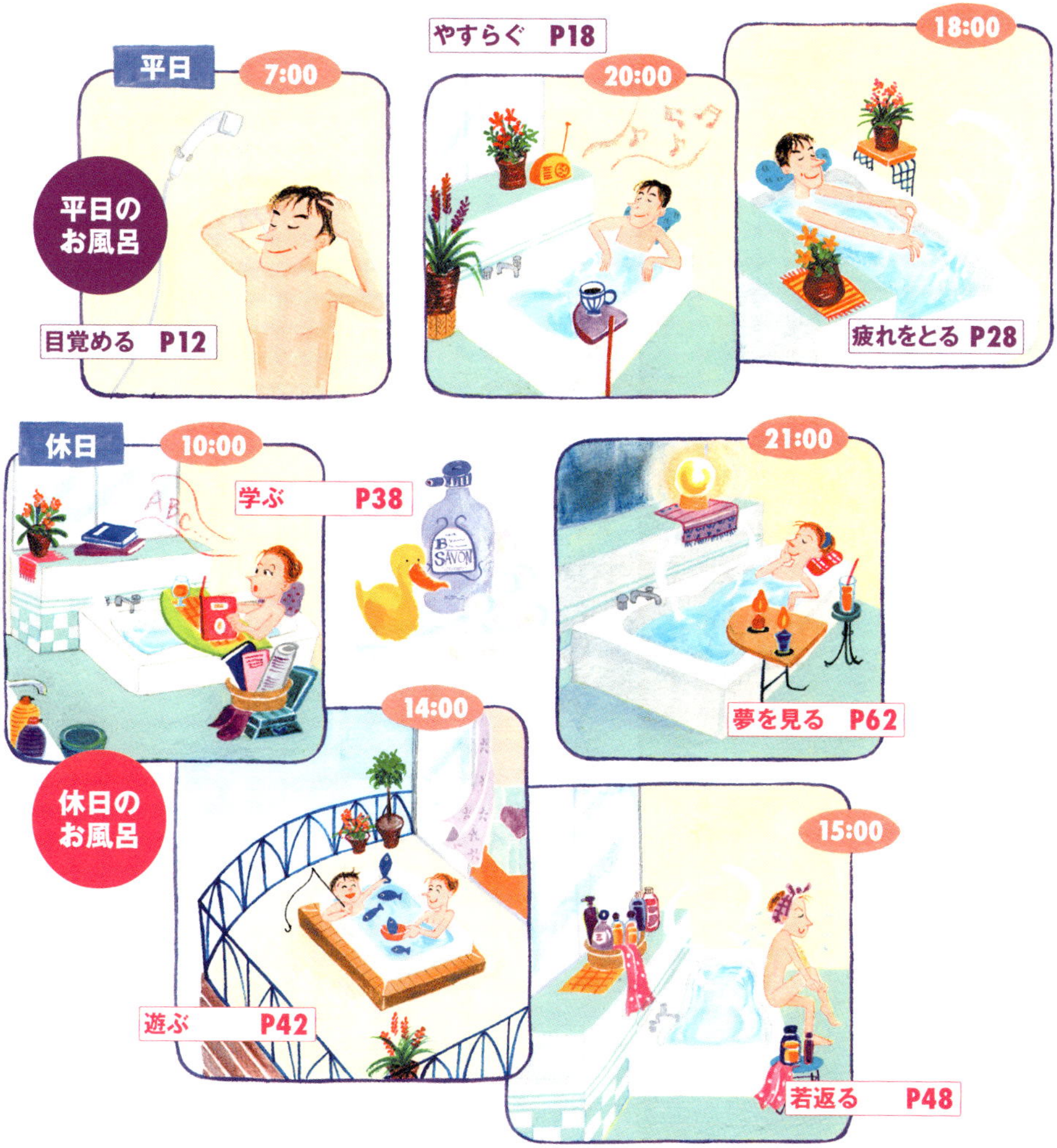
平日
平日のお風呂
7:00
目覚める　P12
やすらぐ　P18
20:00
18:00
疲れをとる　P28
休日
休日のお風呂
10:00
学ぶ　P38
14:00
遊ぶ　P42
15:00
若返る　P48
21:00
夢を見る　P62

「目覚めシャワー」のすすめ

平日のお風呂

【目覚める】

1日でもっとも頭が冴えるのは午前中だといわれています。そこで、午前中の時間をできるだけうまく使いこなしたいもの。

仕事や家事にとりかかるころには、いつもエンジン全開になっているのが理想的です。問題は、頭が働き出すまでの時間。この時間を上手に使うために、できるだけ早くエンジンをかけることがカギになります。

こんなときに効果を発揮するのがシャワーです。とくに、気ぜわしい平日の朝におすすめです。朝起きたら、睡眠中の発汗による水分不足を補うために、まず水をコップ1杯飲んで、熱めのシャワーを浴びましょう。そうすれば、たとえ低血圧で目覚めの悪い人でも、出勤後も仕事への意欲や効率が格段に上がるに違いありません。

もちろん、朝ばかりでなく昼でも夕方でも、スッキリと気分転換をはかりたいときは、ぜひこの入浴法をお試しください。

お風呂豆知識……1

「風呂」と「湯」①

「いいお湯だった」とか「風呂上りに一杯」というように、私たちはごく自然に「風呂」と「湯」を使い分けています。ほかにも、湯加減、湯冷め、湯殿、湯あたり、風呂屋、風呂に入る、風呂桶などいろいろあります。これはなぜでしょうか。

実は、「風呂」と「湯」は、もともとまったく別の入浴法でした。

「風呂」は、蒸気浴による蒸し風呂で、お湯に浸からない入浴法。「湯」は、現在のような洗い場方式で、お湯に浸かる入浴法です。「風呂」と「湯」が同じ意味で使われるようになったのは江戸時代の半ばになってからのことです。

たっぷりの熱いシャワーで目覚めスッキリ

以前、東京ガス都市生活研究所がニューヨークとロサンゼルスの人々にインタビュー調査をしたところ、ほとんどの人が毎朝シャワーを浴びており、その理由の多くが、「目を覚ますため」でした。

アメリカのシャワーは、シャワーブースの壁の高い位置に固定してあって、頭の上から猛烈な勢いで大量のお湯が降り注いでくるものが一般的です。これでは、どんなに眠いときでもすっきり目が覚めますし、冬でも寒さを感じないですみます。

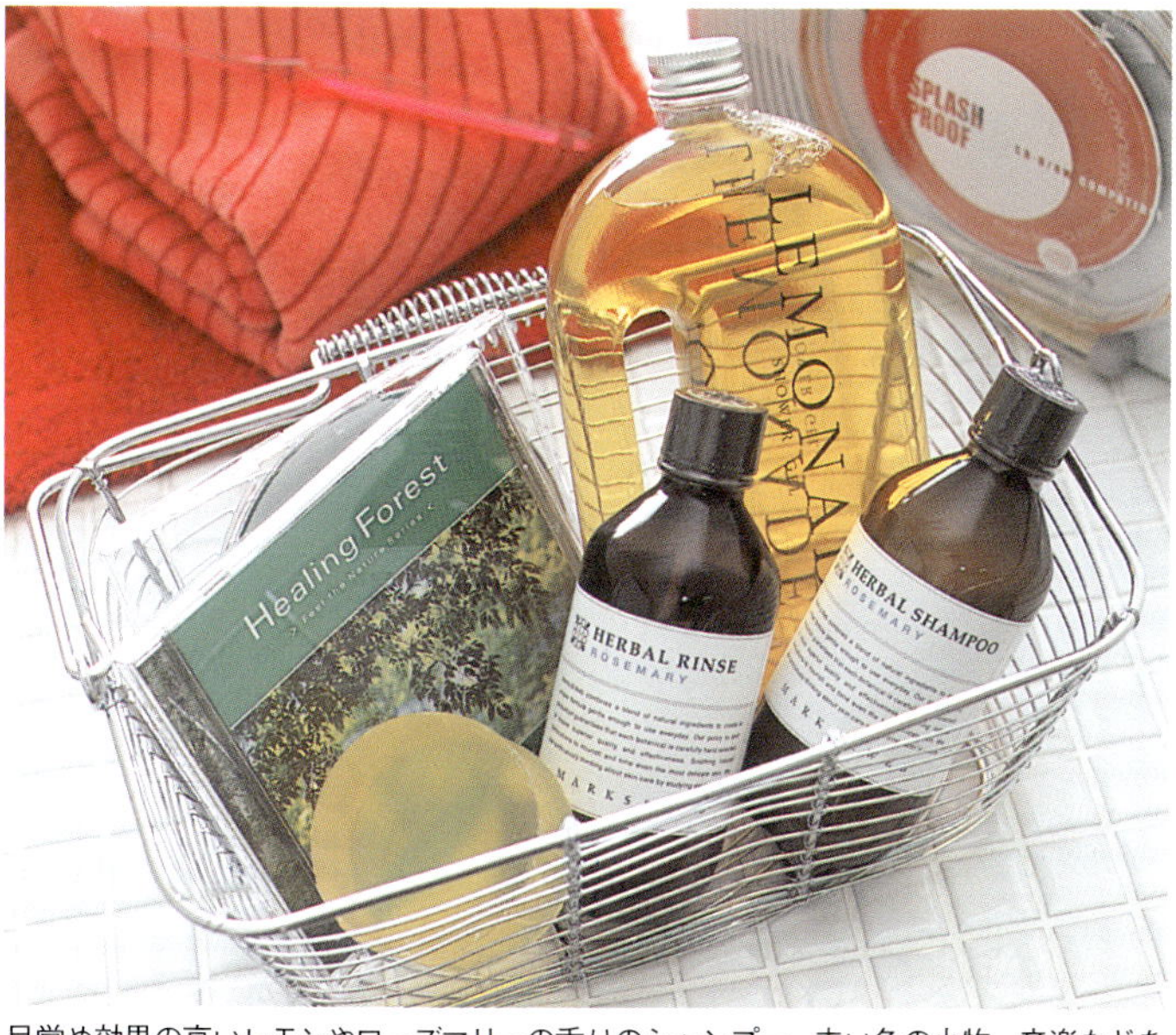

目覚め効果の高いレモンやローズマリーの香りのシャンプー、赤い色の小物、音楽などをカゴにセットしておき、朝のシャワーに持ち込みましょう

また、アメリカの住宅は、冬には全室暖房されているのがふつうですので、そもそも脱衣室やバスルームは寒くないのです。

日本では、浴室に暖房がない家庭が多いのですが、そういう場合は、入浴前に熱めのシャワーをしばらく出しておくなどして、浴室を温めておきましょう。また、半畳分のスペースがあればシャワーブースを設置することもできます。小さなシャワーブースならすぐに温まりますし、掃除も楽なので気楽に浴びられるようになるでしょう。

●目を覚ますシャワーの浴び方

①湯温は41℃以上が目安

ふだんの入浴の温度より3～5℃高め（ふだん38℃で入浴しているなら41～43℃ぐらい）が適温です。

シャワーを当てた部分の皮膚はやや赤みを帯びる状態になります。火傷しない程度で、少々熱すぎるぐらいが効果的です。温度差があるほうが刺激は高まりますが、最初は無理のない温度から始めてください。

高齢者や心臓疾患、高血圧症、狭心症などの症状のある場合は、医師に相談するなどして、十分に気をつけてください。

②湯量はたっぷり

シャワーの目盛りを大にして、勢いを強くしましょう。

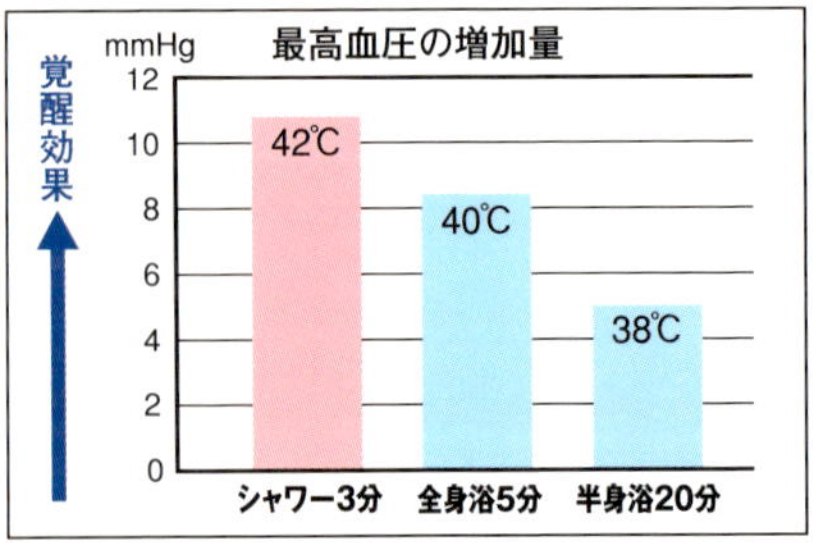

朝シャワーは目覚め効果あり

③立ったまま

座った姿勢よりより立ったほうが目覚めやすくなります。

④首から肩・背中にかけて勢いよく短時間

まず、全身にシャワーを当て、ある程度体を温めてください。

⑤シャワー時間は3～5分が適当

シャワー刺激の効果を上げるには2分以上は当ててください。ただし、長すぎると、かえってのぼせてあとから眠くなります。

冷水は、20～30秒が目安です。また、温・冷水の交互シャワーの場合は、「温水1分、冷水3～5秒」を基本に2～3回繰り返します。シャンプーする場合は、頭頂部とうなじの上をよくマッサージしましょう。

⑥最後に、うなじの少し上とまぶたに冷水を20～30秒

うなじの少し上には、目が覚めるツボがあります。ここを冷水で刺激すると気分がすっきりします。まぶたへの刺激は、目の疲れやかすみ目をとるのに効果的です。

冷水は、基本的には夏の水道水の温度です。

水温は低いほうが刺激効果はありますが、我慢しなくてはならないほどの冷たさはかえって体によくありません。とくに、寒い季節では水温では冷たすぎるので、お湯をまぜるなどして温度を調節してください。無理は禁物です。

冬は、湯冷めを防ぐために、上がり際に手と足にも水をかけておきましょう。

手や足には体内に熱を伝えやすい太い血管があるため、温められたままだと体は一生懸命に熱を放散しようとしてしまうからです。

●感覚刺激でよりスッキリ

より目覚め効果を上げたいときは、シャワーによるヒフへの刺激だけでなく、嗅覚、聴覚・視覚を刺激しましょう。

①アロマ効果を利用する（嗅覚）

リフレッシュ効果をもつレモン、ローズマリー、ペパーミントなどの覚醒効果の高い香りの石けんやシャンプーを使う。

②元気で楽しい音楽を聴く（聴覚）

バスルームに防水式のCDプレイヤーやスピーカーを持ち込み、アップテンポの音楽をかけましょう。お気に入りのシャワータイム専用音楽をMDに録音しておくのもおすすめです。

③光と色を取り入れる（視覚）

朝の日光を浴びると目覚め効果が高まります。バスルームに天窓や窓があればいいのですが、ない場合は昼光色の明るい照明器具を取り付けることをおすすめします（ただし、夜の入浴時の照明とは区別しましょう）。

元気の出る色のバスグッズを使うのも大事です。鮮やかな赤やオレンジなど暖色系の色は、気分を高揚させます。こうした色のタオルやバスマットを使うとよりいっそう効果的です。

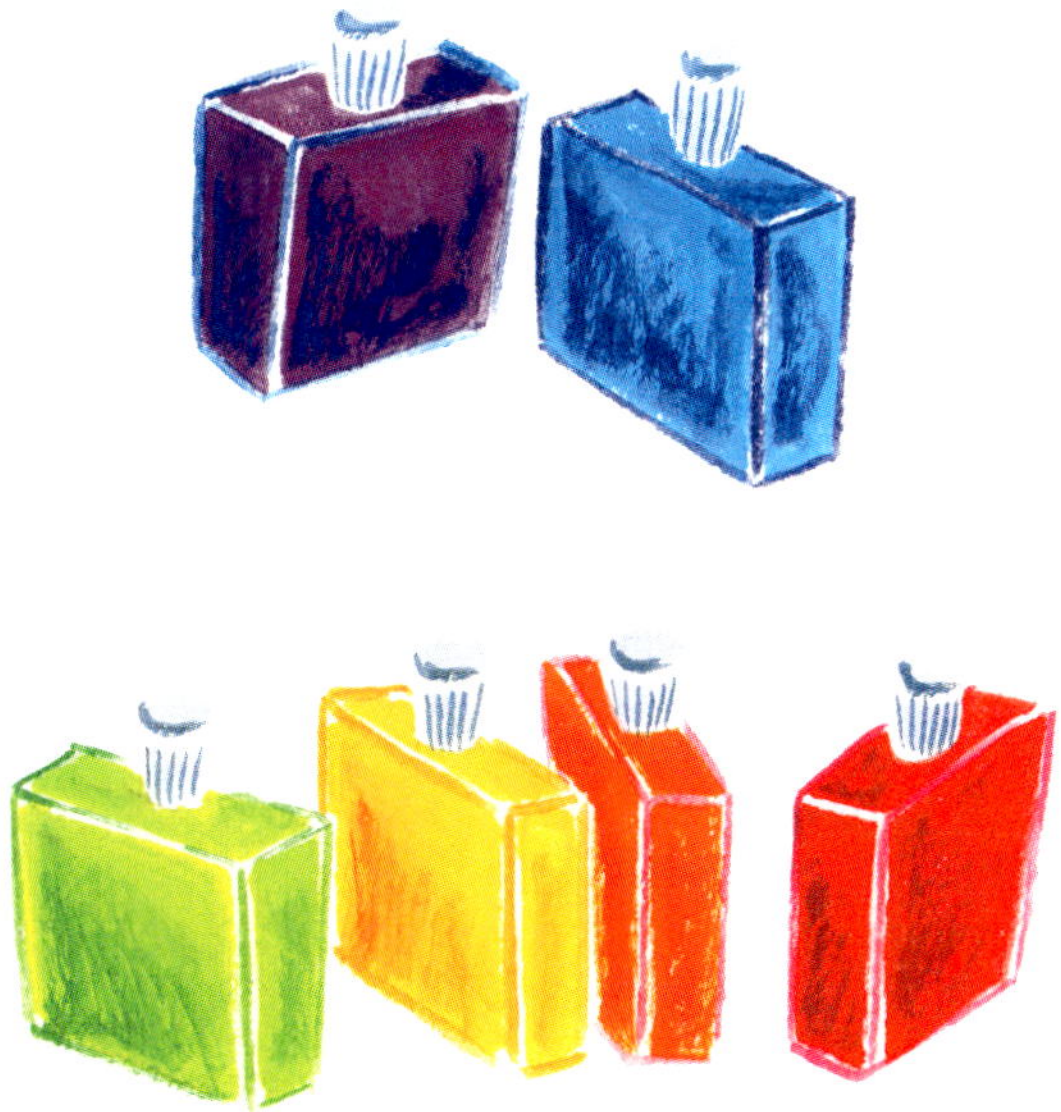

「やすらぎ入浴」で熟睡準備

平日のお風呂

【やすらぐ】

わが家のバスルームは、自分だけのプライベートリビング。

傍目を気にせず、手足を伸ばして温かいお湯にゆったりと体を沈め、心身ともにリラックスできる一人だけのやすらぎの場です。そして疲労を回復し、新しい自分を取り戻す大切な空間です。何をしても自由。思いきり自分を解放できるのです。これこそ究極の快適空間というものではないでしょうか。

自分を解放できる場をもつということは心のケアにとても大事なことです。バスタイムは心と体の贅沢なのです。

現代人はたくさんのストレスを抱えています。仕事や健康、人間関係など、ストレスを感じるきっかけは毎日の暮らしのいたるところにあるからです。東京ガス都市生活研究所の調査によれば、男女とも70%以上の人が日ごろ、生活のなかでストレスを

お風呂豆知識…2

子供が幼稚園の昼のあいだにママは一息入浴

小さなお子さんがいるお母様方から、「ゆっくり入浴を楽しみたくても、子供と一緒に入らなければならないので無理」という悩みをよく聞きます。そのような場合は、お子さんが幼稚園や保育園に行っている昼間、家事が片付いた後にお風呂でゆっくり一息ついてはいかがでしょうか。昼間働いている方はむずかしいかもしれませんが、子育てで大忙しの毎日の中の貴重な休息時間は、単にリビングなどで過ごすのはもったいないと思います。心も体もずっと効果的にリラックスできるお風呂に浸かって過ごすのがおすすめです。そのときの気分や体調によって、「やすらぎ入浴」でも「マッサージシャワー」でも「読書入浴」でも好きな入浴ス

感じています。しかも、働き盛りの40代がもっともストレスを感じています。

ストレスは、気がつかないうちにどんどん溜まり、不眠症や食欲不振、自立神経失調など体調をくずす原因となります。そこで、心身をリラックスさせ、ストレスを翌日に持ち越さないように心がけましょう。こうした症状を「単なる疲れ」とか「年のせい」と見逃していると、やがて重大な病気の引き金になることもあります。

お風呂のリラックス効果

健康な体と心を取り戻すためには、ストレスを溜めないことが第一。そして、やむをえず抱えてしまったストレスは、毎日の生活のなかですばやく解消したいものです。ストレス解消には、心身をリラックスさせることが大切ですが、リラックスした状態というのは、全身の筋肉の緊張が解けた状態をいいます。人の体と心はひとつです。体がほぐれると、心もゆったり癒されるのです。

お湯にゆったりつかって体が芯まで温まると、筋肉は緊張がとれて弛緩します。こうして体がほぐれてくると、気持ちは落ち着き、心身ともにリラックスした状態になります。毛細血管は拡張して体のすみずみまで血行がよくなり、新陳代謝が活発になります。

タイルを選んではいかがでしょうか。そのときの気分に合わせて香りや音楽を持ち込んだり、浴室インテリアも工夫してみましょう。「昼間から入浴だなんて、怠け者に思われるのでは？」などと心配する必要はありません。心や体が元気でいるために、入浴時間をしっかりと取ることは大切なのですから。

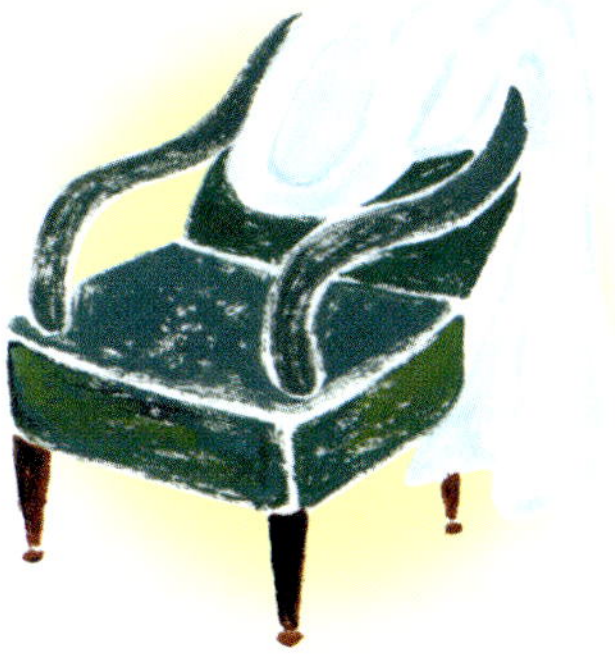

体内にこり固まった疲労物質も流れ出ていきます。また、新陳代謝がよくなり、体が元気を取り戻すのです。また、裸でいることや一人でいるという解放感にひたることもできます。これは本能的な快感で、疲労回復やリラックスするために非常に効果があります。

また、ストレス解消のためには、睡眠をしっかりとることが基本です。

昼間の疲れをとり、快適な睡眠を誘うためにも「ゆったり入浴」をおすすめします。「お風呂に入るとよく眠れる」という説を裏付ける実験もあります。

ところで、私たちは、起きて生活をしているときはいつも重力に逆らって体を支えています。ふだんは慣れてしまって意識はしていないかもしれませんが、下着や洋服のように身に着けているものや、自分の体を支えるために筋肉を使っているのです。

お風呂につかるということは、身に着けている服から解放されるだけでなく、浮力のおかげで、自分の体を支えるためにいつも使っている筋肉を重力から解放できるのです（水中では重力は9分の1になります）。お風呂に入るとリラックスできるのはこのためです。

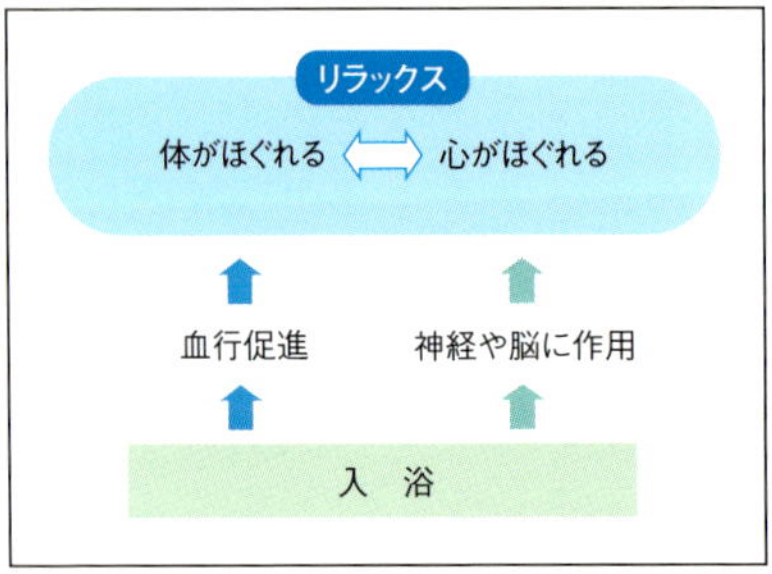

入浴とリラックスのメカニズム
お風呂の温度や静水圧、解放感などで体も心もリラックスできます

アメリカのお風呂

アメリカ人はシャワー上手

アメリカでは、ほとんどの人が毎日1回以上はシャワーを浴びています。

朝浴びる人がほとんどですが、夜外出する日や、来客のある日にはその前にも浴びます。

浴びる時間は夫が10分、妻は15分以内。しかも、その時間内に夫の約7割、妻の約5割が洗髪までしてしまいます。

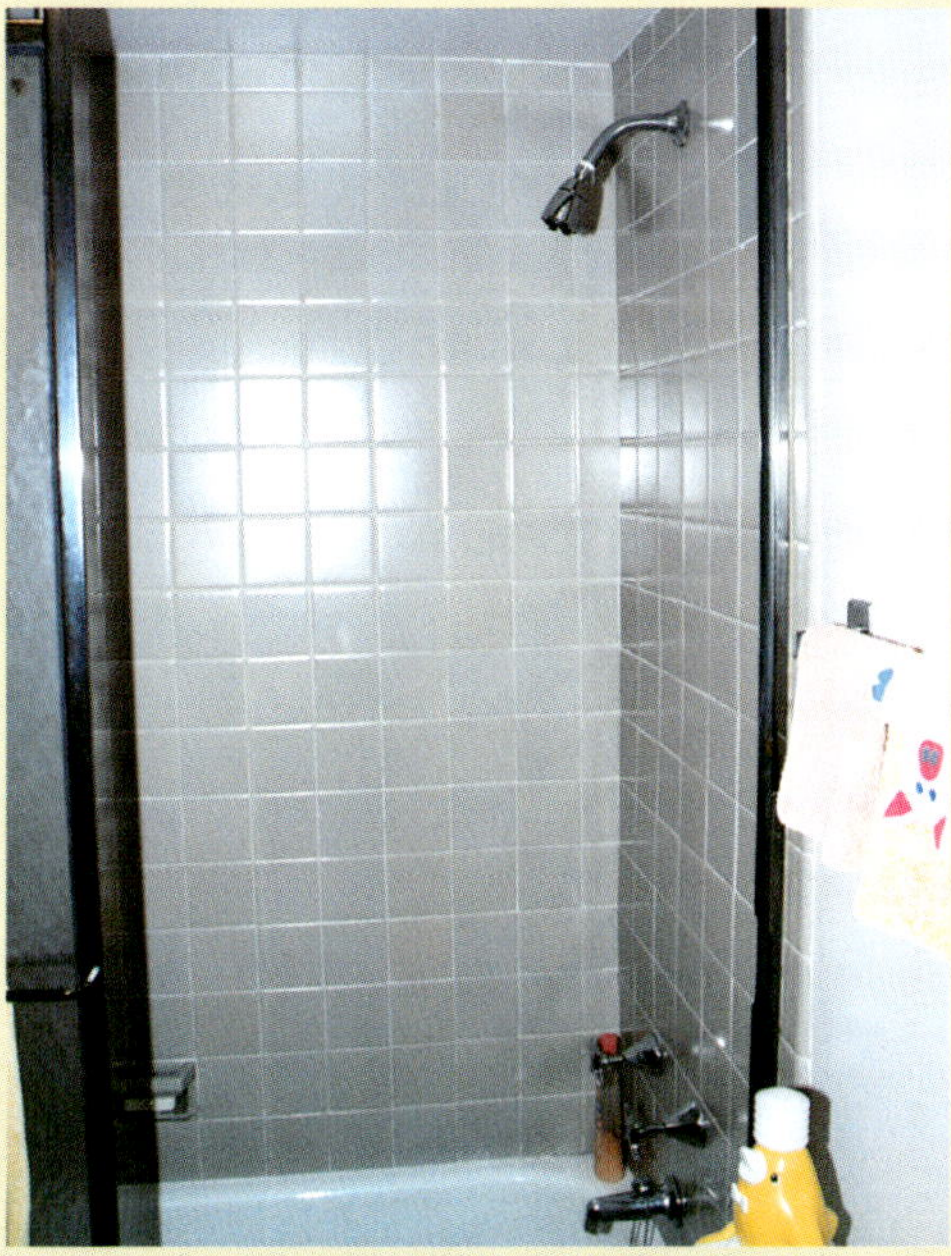

シャワーは高い位置から、強い勢いで浴びると効果的

朝シャワーを浴びる理由

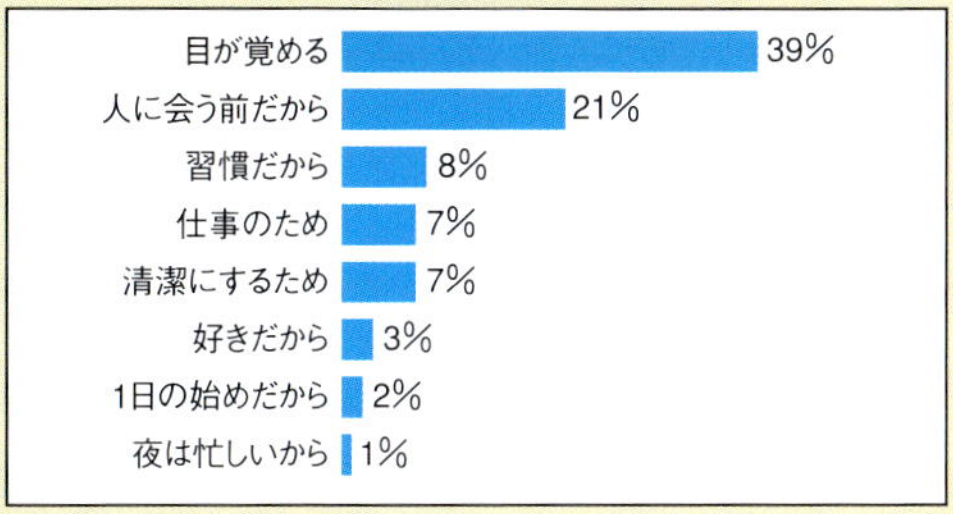

朝食よりシャワーが大事ですか

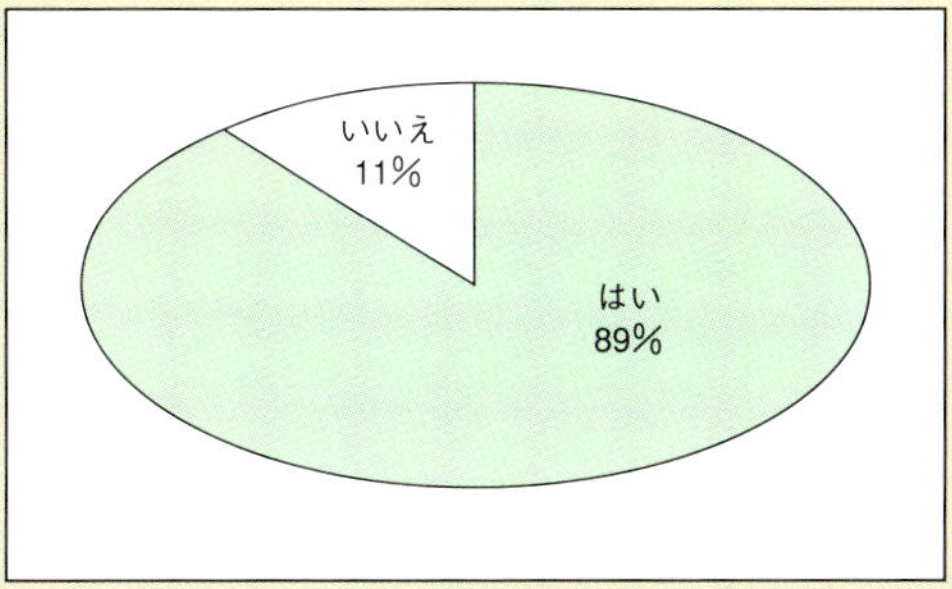

ぬるめでゆっくり半身浴

お風呂に使っている間、血液は1分間に約1周めぐると言われています。体を芯から温めほぐすためには、温められた血液が体内を20周くらいするのが好ましいので、20分くらいは入浴したほうがよいでしょう。リラックスしながら20分も浸かるには、お湯の温度は39℃以下、深さはみぞおち程度にする必要があります。

肩までお湯につかって入浴すると、ふくらはぎやおなかなど体の柔らかい部分が細くなって、スタイルがよくなったように感じたことはありませんか。これは、水圧によってその部分が押されるために起きる現象で、体重が減ったりやせたわけではありません。このようなときは、末梢部にある血液も静水圧で押し上げられ、心臓に負担がかかっている証拠です。

最近注目されている半身浴は、下半身だけをお湯につかる入浴法です。心臓の少し下のみぞおちのあたりまでぬるめのお湯を張り、20~30分ゆったりつかります。

わたしたちの体は、横たわっていれば体内の血液分布は均等ですが、立っていると重力を受け、下半身に血液が溜まります。

半身浴では、水圧は下半身にかかり、この部分に溜まった血液は上半身に押し上げられるので、全身の血行がよくなります。しかも、体内の血液分布も均等になります。

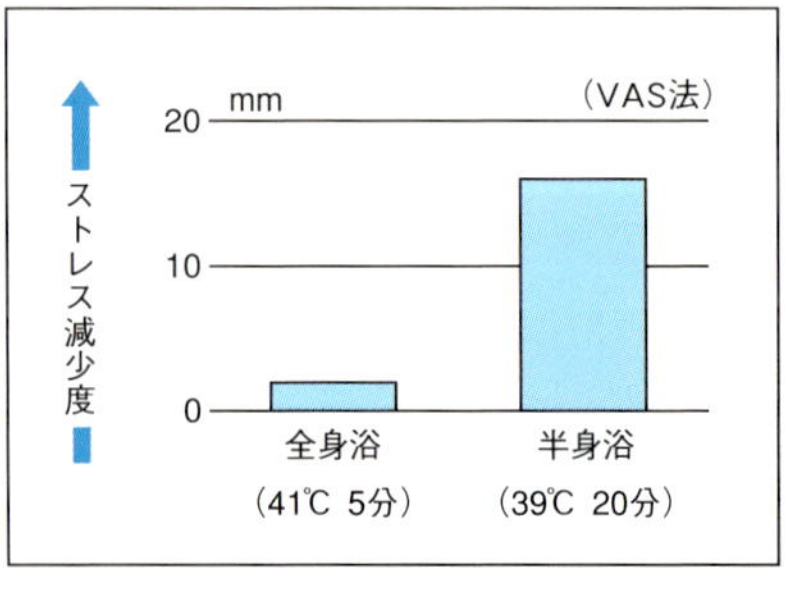

入浴法とストレス減少度
(室温25℃のとき)
全身浴よりも半身浴のほうがストレスが減少/東京ガス都市生活研究所調べ

アメリカのお風呂

シャワーとバスタブを自在に使い分ける

アメリカでは、目的別に入浴法が明確に使い分けられています。

シャワーは目を覚ましたり体を洗うとき、バスタブはやすらぎたいときに使われます。シャワーとバスタブが一緒に使われることがないため、それぞれの設置場所が離れている場合もあります。日本人の感覚では、バスタブにつかる前にシャワーで体を洗い流したくなりますが、そのような習慣はないようです。

どの家庭でもシャワーブースはシンプルですが、バスタブ周りの空間はふつうの居間と同様にやすらげる雰囲気に飾られています。また、足が伸ばせないサイズのバスタブではリラックスできないので意味がないというのが一般的な考え方です。

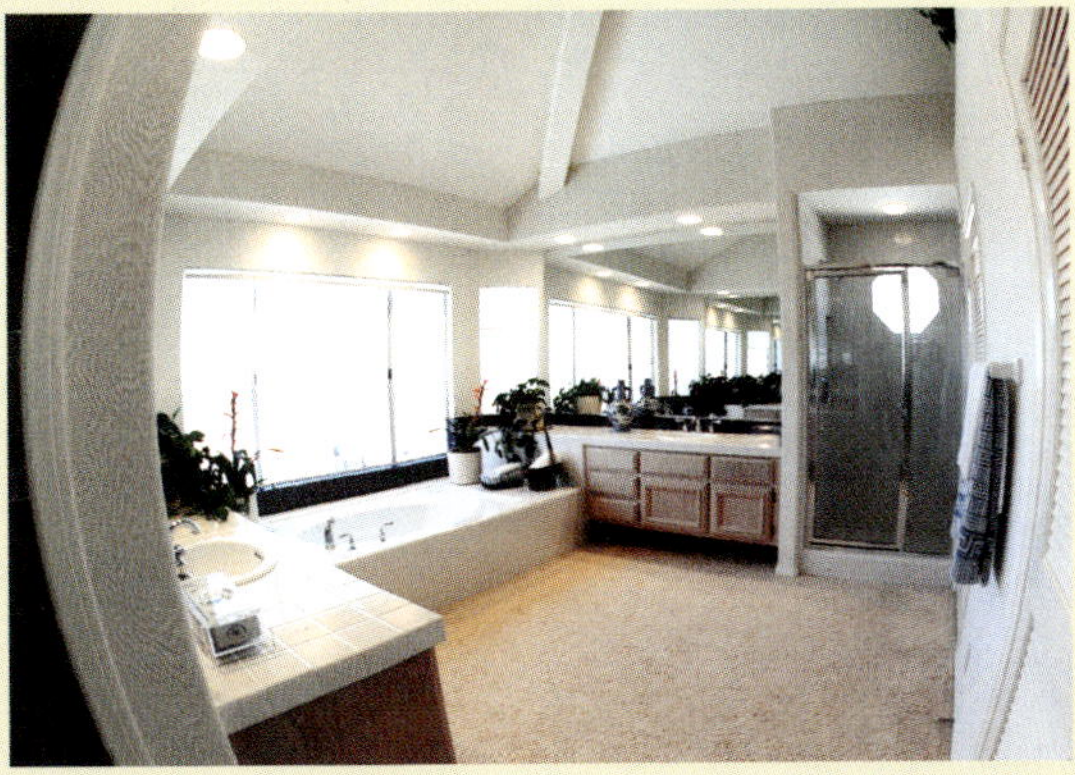

バスタブはやすらぎ入浴用、右奥のシャワーは朝の目覚め用。同時に使われることはないので、2室の間にじゅうたんが敷かれていても問題はない

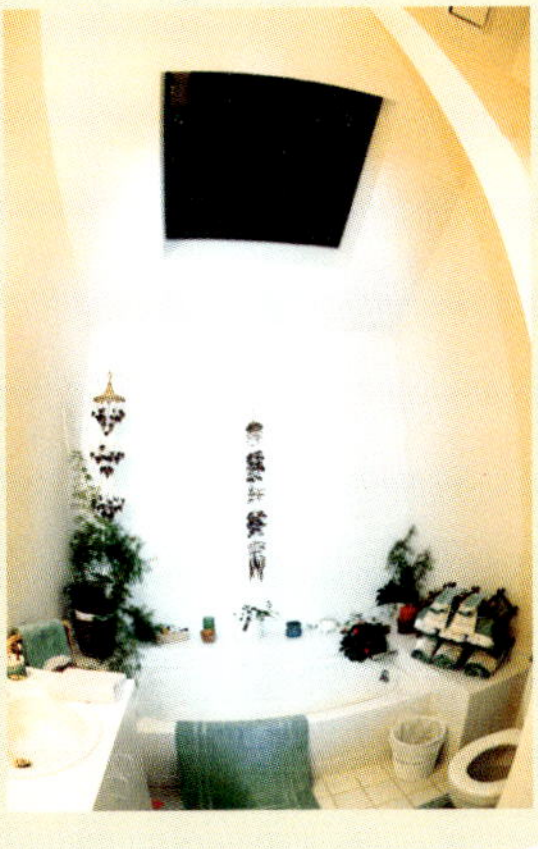

お風呂が大好きな女性のバスルーム。キャンドルを灯し、天窓から星空を見上げながら、飲み物を手に毎晩1時間入浴している

このときの体は、空気中で横たわっているときと同じような状態になります。そこで、心臓への負担もなく、ゆったりリラックスして入浴できます。

お湯の温度を低めにする効果は、長時間お湯に浸かれるということだけではありません。体温に近い37～39℃のぬるま湯に浸かると、自律神経の副交感神経が優位になってリラックス効果が高まるのです。41℃以上の熱いお湯では、交感神経が優位になり、興奮して目が覚めてしまうので、就寝前の入浴では注意しましょう。

●睡眠を誘うやすらぎ入浴法

①入浴タイムは就寝の1時間以上前に

人は、体温が下がりはじめるときに眠くなります。したがって、就寝時間の1時間以上前に入浴して体温を0・5～1℃上げておくと～熟睡できます。可能なら就寝の3時間前に入浴するのがよいと言われています。

②ぬるめのお湯に20分、半身浴が目安

副交感神経が優位になる37～39℃のみぞおちくらいのお湯に15～20分ほど浸かっていると汗が出てきます。これが目安です。お湯の適温は、体質や季節、浴室の温度等によっても若干変わってきますので、息苦しさや寒さを感じたりしないよう各自調節して下さい。冬場など39℃以下のお湯ではぬるすぎて辛いと感じる場合は、最初は少し高めの湯温の41℃くらいに設定し、そのままお湯が冷めても追い焚きでは39℃以上にしないという方法もあります。浸かり始めて10分も経てば、ぬるま湯でも寒くなくなるでしょう。また、肩に乾いたタオルをかけると、寒さ防止になります。

③プライベートリビングとして20分過ごせる工夫を

20分もつかっているのは退屈だと思うかもしれませんが、やすらぎ入浴の一番の目的はリラックスですから、リビングルームや寝室と同様、楽しくリラックスして過ごせる工夫をしましょう。例えば、ぬれてもよい雑誌や文庫本を持ち込んだり、音楽を聴いたり。また、最近は水に浮かべたり沈めたりして楽しめるおもちゃも増えてきています。

お風呂で楽しく便利に使えそうな防水グッズやおもちゃは、ビーチ用品売り場やおもちゃ売り場に売られていることが多いので、探してみましょう。

④水分補給を忘れずに

20分以上つかると汗がたくさん出ますから、入浴前にコップ1杯以上の水を飲んでおきましょう。

血液中の水分が十分確保されている状態なら、入浴によって血行もよくなり、汗が体内の老廃物をきちんと出してくれます。

⑤やすらげるインテリアや香りに

浴室は最高のリラックスルーム。リビングルーム以上に、インテリアや室温に気を使いたいものです。入浴剤や浴室小物を好きな色やデザイン、香りでまとめると、リラクセーション効果はますます高まります。ご参考までに一般的にやすらぎに適していると言われている色はパステルカラーです。85～89ページに色や香りについて詳しくご紹介していますから、参照してください。また、照明も大切です。青白く光る蛍光灯は、浴室を寒々と見せ、やすらげませんから、電球色のものに替えましょう。

⑥手足を伸ばして

バスタブの中では、ひざに力を入れずに伸ばすか軽く曲げた姿勢が理想的な姿勢です。

気持ちや時間に余裕がある日は、休日のメニューも取り入れてみましょう。（アンチ・エイジング入浴48ページ、寝浴62ページ参照）

お風呂豆知識…3

世界最古のカラカラ浴場

カラカラ浴場は、紀元前3世紀に造られた大浴場。敷地面積は約11万m^2で、東京ドームの半分ほどの大規模なものでした。

幅220m、奥行き114mの浴場は、熱気浴場、温湯浴場、冷水浴場という3種類の浴場に分れ、美しいモザイクタイルが施されていました。一度に1600人が入浴を楽しめたといわれます。

古代ローマ人は、まず温湯浴場で体を湯温にならし、次に熱気浴場の熱い湯でたっぷり汗をかき、肌かき器で垢を落としてもらい、最後に冷水浴場で水を浴びるという入浴スタイルだったようです。

そして、心身爽快になったところで、併設されている各種の集会場や娯楽室、

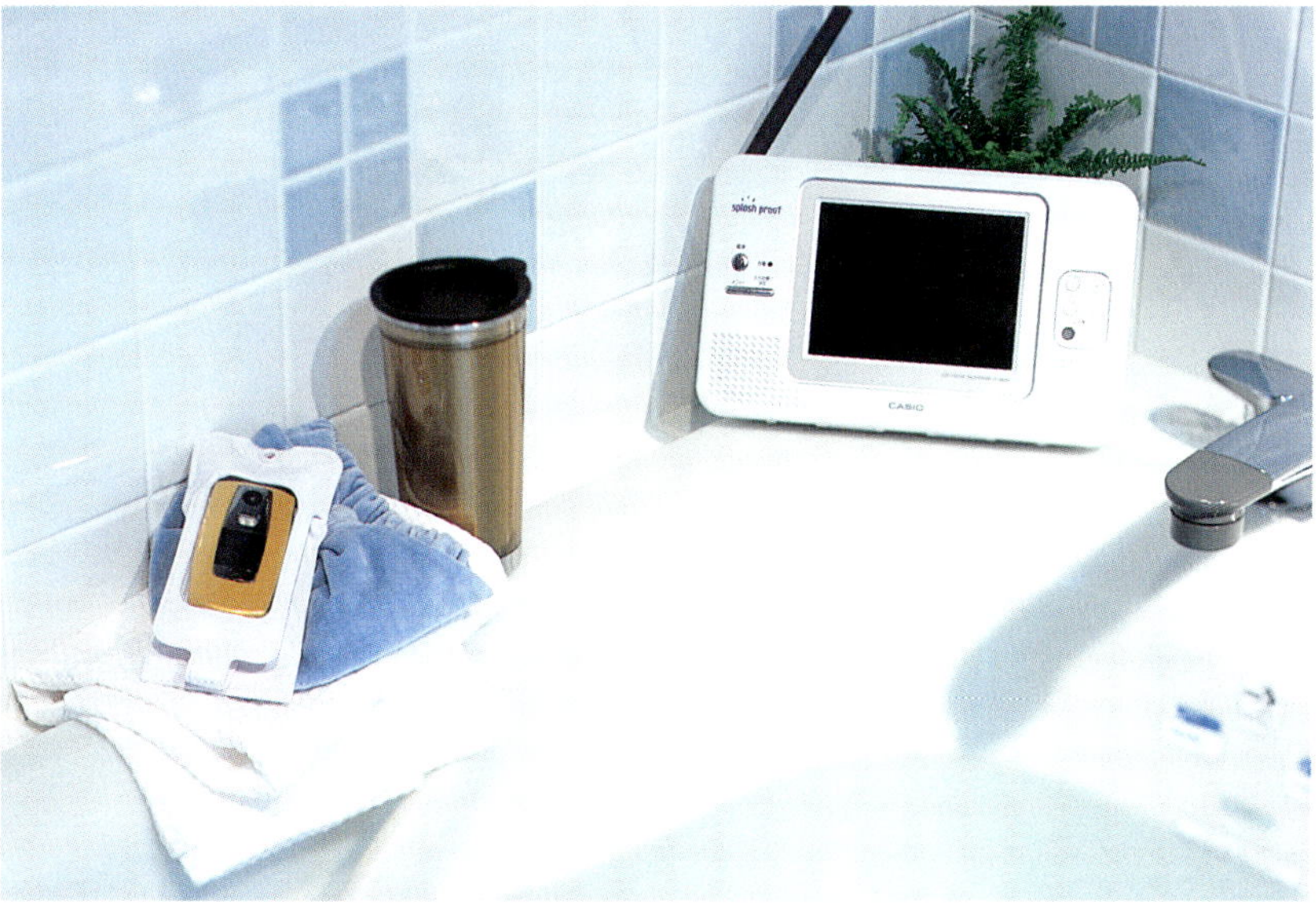

防水テレビや携帯電話カバー、保温カップがあれば楽しいプライベートリビングに。ラジオやCDプレイヤー、スピーカーなども防水式がおすすめ

図書館などでゆっくりひとときを過ごしました。

　カラカラ大浴場は、まさに現代のスパリゾートのような施設だったようです。遺跡はいまもローマ市の丘の上にあります。

平日のお風呂

疲れたら いつでも「マッサージ浴」

【疲れをとる】

仕事や家事、人間関係のストレスなどで、体のあちこちがこったり、調子が悪くなったりすることがある人は、少なくないでしょう。

体のこりや疲れの正体は、血行障害による疲労物質の蓄積によるもの。疲労物質が体内に溜まると筋肉がしだいに硬くなり、慢性的な疲労につながります。したがって、マッサージや指圧で血行をよくすれば、こりや疲れはある程度とることができます。

【シャワーのマッサージ効果】

体の調子が冴えないとき、いつでも指圧やマッサージをしてもらえたらよいと思い

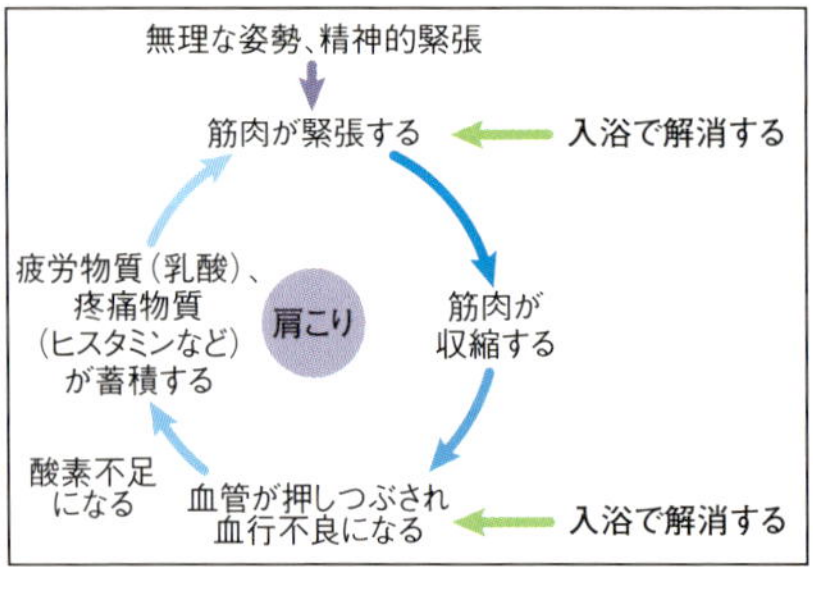
無理な姿勢、精神的緊張
筋肉が緊張する
入浴で解消する
筋肉が収縮する
血管が押しつぶされ血行不良になる
入浴で解消する
酸素不足になる
疲労物質（乳酸）、疼痛物質（ヒスタミンなど）が蓄積する
肩こり

肩こりのメカニズム
肩こりの悪循環を入浴で断ち切りましょう

ませんか？でも、プロや家族にいつでもマッサージをしてもらえるとはかぎりませんし、かといって、自分で自分をマッサージするのはむずかしいものです。そこで、ぜひ活用していただきたいのが、シャワーです。

体に熱や圧力などの「刺激」を加えて新陳代謝を活発にし、体を元気にさせるのが、指圧や鍼や灸といった東洋医学の考え方とされていますが、刺激を加えるべきツボを素人が的確に判断することは容易ではありません。しかしシャワーなら正確な場所がわからなくても、だいたいの見当でツボに当てることができ、テクニックもいりません。

また、温冷どちらの刺激も与えられるのも便利ですので、日本経絡指圧協会会長の佐藤一美先生も大いにおすすめの方法です。

先生に伺ったところ、普段の入浴より少し熱めの42～43℃のシャワーをできるだけ勢いよく（シャワーヘッドにマッサージモードがあればベスト）2～3分かけるのがおすすめです。

熱いシャワーだけでは効きめが弱い場合は、温水1分の後、夏の水くらいの冷たすぎない冷水を3秒かけるのを3回繰り返します。

ツボの場所は、症状によって異なりますが、代表的なものを佐藤先生に教えていただきましたので、次頁にいくつかご紹介します。

●症状	●シャワーをあてる場所
眠気	首から背中にかけて。最後に冷水をまぶたに20～30秒ほど。
二日酔い	足の親指と人差し指のつけ根の間に手の指を当て、足首に向かってすべらせ、止まったところ。足の甲の中央付近。
食欲不振	みぞおちから指3本分下、左右に指3本分のところ。2カ所。
肌荒れ、シミ	顔全体に。
頭痛	首から肩にかけて。
目の疲れ	まぶた、目のまわりに。
肩こり	肩全体に。
ひざの痛み	腰のうしろのまん中あたり。
ストレス	腕を、手のひらを下に向けてひじを曲げ、胸の前にもってきたとき、ひじの外側にできるシワの端。
不眠	耳たぶのうしろあたり。

※これらのツボに温水3分、または温水1分＋冷水3秒を3回かける

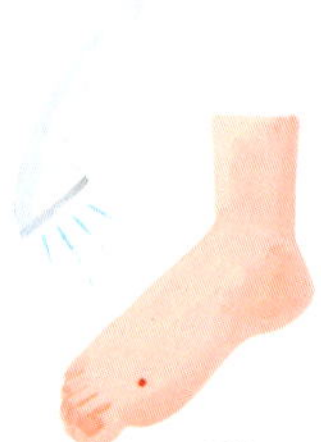
二日酔い

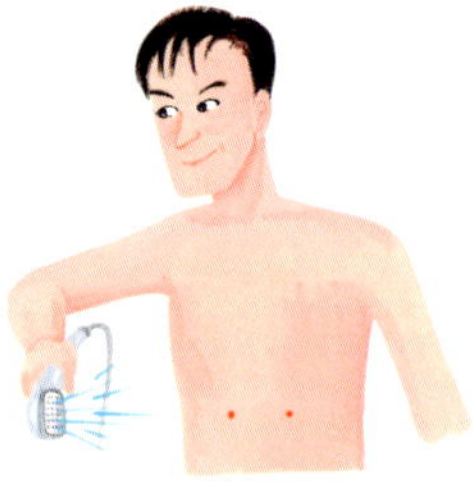
食欲不振

【風邪気味のときは背中にシャワー】

風邪気味のとき、お風呂には入っていますか?

「体は温めたいけれど、湯冷めしたり疲れたりして、かえってよくないのでは……」と迷うところだと思いますが、医学の専門家の方々に聞くと、熱がなければ入浴してもよいという意見が一般的です。そこで、風邪気味で熱がないときの賢い入浴法をご紹介します。

●風邪気味のときの入浴法

①浴室は寒くない状態にする。
②浴槽には長時間つからない。
③背中の中心線上は洗わない。
④シャワーで背中をよく温める。
⑤入浴後は背中の水分をすぐに拭き取り、湯冷めしないよう早く着替える。

東洋医学では背中には風邪が入り込むツボがあるといわれています。風邪のひきはじめに肩や首が重くこった感じがするのはそのためです。この時点でこのツボを温かいシャワーで刺激しておけば、風邪を撃退することができるのです。

まずは体を適度に温めるために約40℃の浴槽に5～7分くらい浸かってから、体を軽く洗います。垢をとると保温性も失われるので、背中の中心線上はゴシゴシ洗わないようにしましょう。

最後に、シャワーを41～43℃くらいの熱めにして、最大限の水圧で背中にかけます。顔を下に向けると首の付け根に大きな首の突起が出ますが、その突起と背中の中心を結んだちょうどまんなかあたりをめがけて、左右に3㎝ほど動かしながら、2～3分当てつづけましょう。

そのままお湯に浸からずに上がってすぐに体を拭き、湯冷めしないように早く着替えましょう。拭くときは、とくに背中の水滴が残らないように注意してください。もし残っているとそれが蒸発するときに熱が奪われ、せっかく温めた背中がまた冷えてしまいます。

肩こりに効く「10分の全身浴」

体のこりの中で最も多くの人が悩むのは「肩こり」。シャワーを2～3分当てただけでは改善されないような、がんこな肩こりになったら、40℃ぐらいの温度のお湯をはったバスタブに、肩まで10分ほど浸かれば、こりはかなりほぐれます。ぬるめの浅いお湯にゆっくり浸かる「やすらぎ入浴」が好きな方は、半身浴をしながら、こった部分に熱めのシャワーを勢いよく当てるのをおすすめします。バスタブには、炭酸ガス系の入浴剤（お湯に入れた瞬間に発泡するタイプ。91ページ参照）を入れると血行促進効果がさらに高まり、こりが早くほぐれます。

暑い夏の夜や、疲れて一刻も早く眠りたいときなどは、ついシャワーだけですませたくなりがちですが、そんなときこそ湯船につかってください。わずか10分で疲れがとれます。

肩こりのメカニズム

肩こりは、人類が2本足で立つようになったときからの「持病」といわれます。2本足で立つことによって、肩や腰に大きな負担をかけることになるからです。とりわけ、日本人は体が小さく、骨格がきゃしゃであるために筋肉が疲労しやすいといわれます。

そして、過労、精神的ストレス、無理な姿勢がつづくと筋肉は緊張し、血行不良になり痛みが出ます。それをこらえていると、さらに筋肉が緊張するという悪循環に陥

肩こりをほぐす全身浴
40℃のお湯に10分間全身浴すると入浴後も肩こりがやわらぐ／東京ガス都市生活研究所調べ

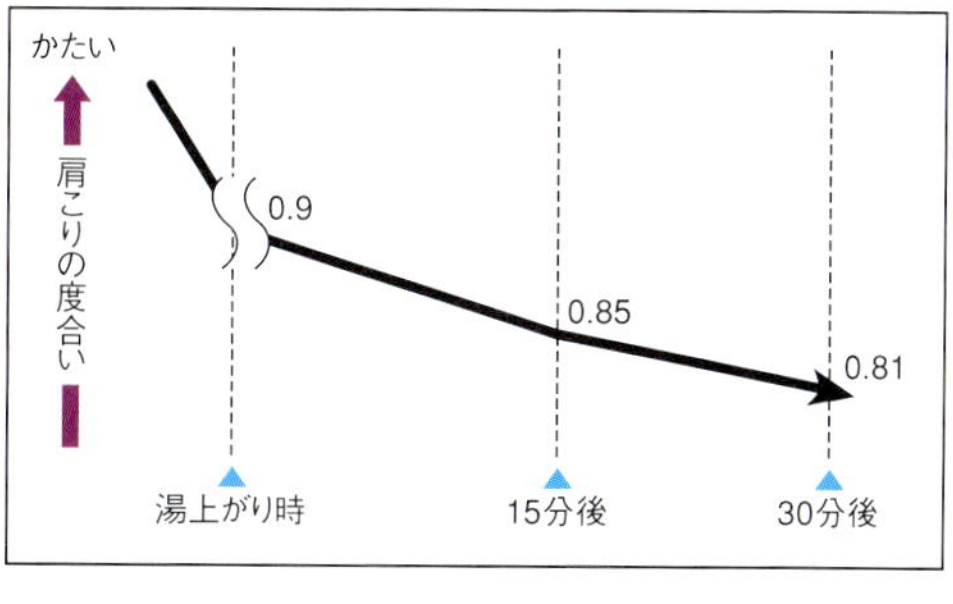

るのです。

肩こりを誘発する要因は、わたしたちをとりまく毎日の生活環境のさまざまなところにひそんでいます。無理な姿勢でテレビを見たり、パソコンに集中する、空調の不適合による冷え性、キッチンの高さや机・いすが合わない、柔らかすぎる布団や高すぎる枕、慢性的な運動不足、過度のダイエットや偏食による食生活の乱れ、締めつけすぎる下着や歩きにくい靴、長時間の車の運転、将来への不安からくる過労・心労、精神的ストレスなど、年代や性別を問わず降りかかってきます。肩こりは、まさに現代病といってもいいでしょう。

こうした原因を取り除く努力をすることはもちろんですが、せめて、「その日の疲れはその日にとる」ことを心がけましょう。

マッサージ効果のある洗い方

ところで、体を洗うときは顔から、足から?

なんとなく洗う順番が決まっていて、意識したことはない、という人が多いようです。でも、洗う順番は意外

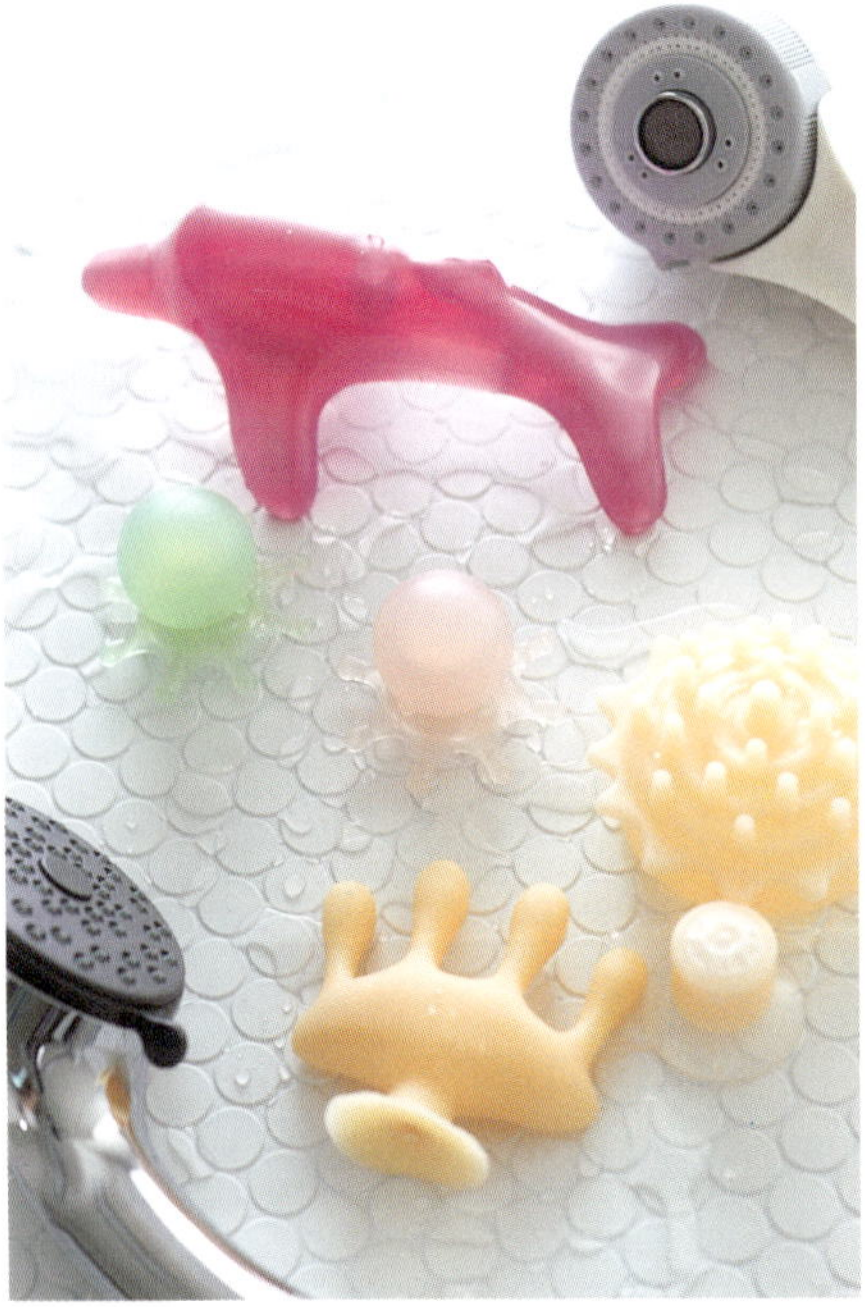

さまざまなツボ刺激グッズのなかから
お気に入りを探しましょう

に大事です。

手、足、首など、体の先端部分から中心（心臓）に向かってやさしく洗うことによって、むくみやこりがほぐれやすくなります。つまり、体を洗いながら疲れやむくみがとれるマッサージも兼ねることができるのです。

そして、洗った後に流すときも、シャワーの勢いを強くして、洗う順番と同様に心臓から遠い部分から順に当てていきましょう。バスタブのお湯よりも2～3℃高い熱めのシャワーのほうがマッサージ効果が高まります。さらに、こりを感じる部分に重点的にシャワーを当てるのも効果的です。

最近は、さまざまな種類のシャワーヘッドが発売されています。マッサージモードのあるシャワーヘッドを選ぶのもよい方法です。

【バスタブの中でこりほぐし体操】

そうしてもまだ疲れがとれない場合は、バスタブの中または入浴後にこりをとるツボを刺激して、より早くマッサージ効果が上がるようにしましょう。お湯の中では、手や足の指を広げたり閉じたりを繰り返すなどしてよく動かすようにすると、血行が促進されやすくなります。バスタブの中で使えるツボ刺激グッズもいろいろ市販されていますので、上手に使ってください。

また、気泡浴なら短時間つかるだけでもかなりの血行促進効果がありますから、せっかちな人にはぴったりです。気泡浴というと「ジェットバス」や「ジャグジー」など呼ばれ高級なイメージがありますが、最近は後から簡単に設置できるタイプも発売されています。

だれでもすぐに覚えられる「こりをとるつぼ刺激」を前出の日本経絡指圧協会会長の佐藤一美氏に教えていただきました。おすすめは、バスタブの中での「指そらし」です。

東洋医学では、生命エネルギーが網の目のように全身を循環していると考えられています。この生命エネルギーの通り道を経絡と呼びます。ツボとツボを結ぶ線でもあります。

疲れやこりは、経絡のめぐりが悪くなっているために起こります。

佐藤先生によれば、手の指には上半身にかかわる主要な経絡が集まっています。このため、手指をそらして経絡を刺激するだけで効果的にツボ刺激ができ、しかも、毎日の入浴中に行えばよりいっそうの効果が上がるそうです。

こりをとるには、こっている部分を直接マッサージするのが効くように見えますが、直接的に刺激を強く与えると、次回はもっと強い刺激を加えないと効き目が弱くなってしまいます。また、ツボへの刺激というと、ツボの場所を探すのがむずかしかったり、自分で押すのはかえって疲れそうに思うかもしれません。ところが、「指そらし」は、肩や首などのこった部分にかかわるツボを間違えなくとらえてやさしく刺激でき、しかも、簡単で力もいらず、即効性もあり、疲れているときでも楽に行える気持ちいいマッサージ法です。

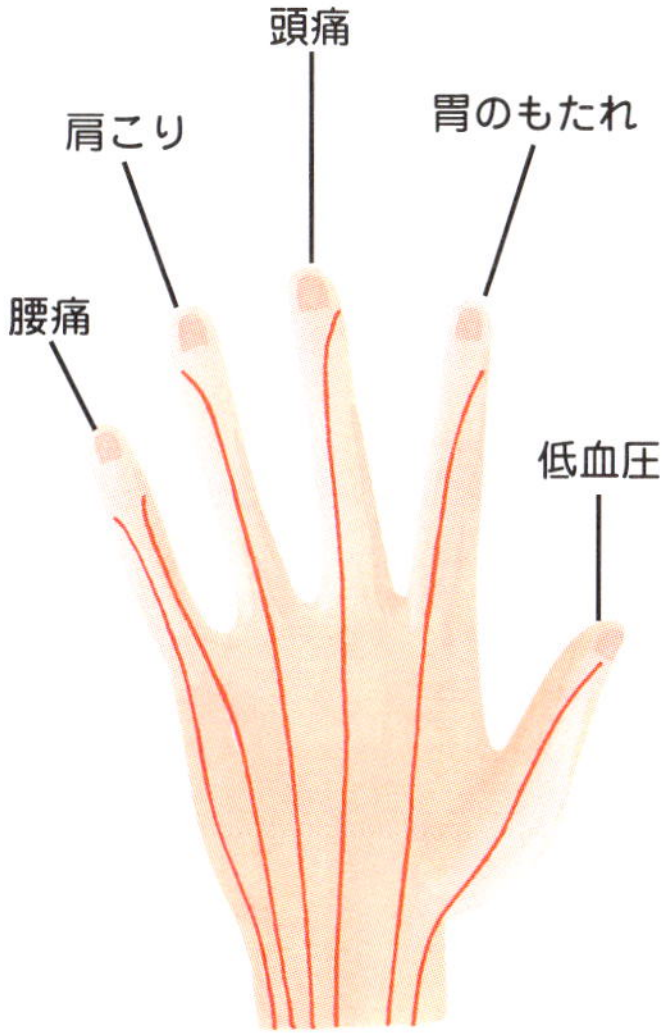

手の経絡
それぞれの症状に効く指をそらしましょう

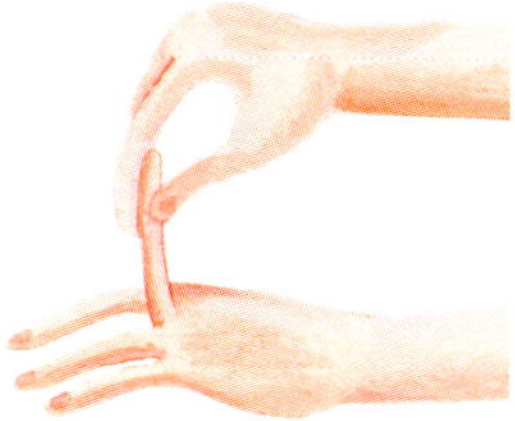

手指そらし
ヒジをまっすぐ伸ばし、手の甲を上に向けて、反対側の手で指先を手前引くように曲げます。軽い痛みをじるまで曲げるのがコツ。「10秒曲たら元に戻し、3呼吸休む」セッを3～5分繰り返します

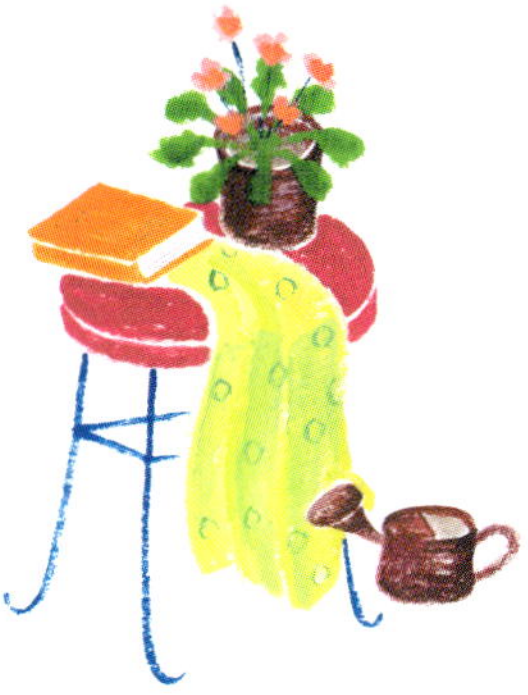

休日のお風呂

【学ぶ】

朝は静かに「読書入浴」

休日くらいはゆっくり読書や勉強をしたい。そう思っても、一人で集中できる場所がなかったりしませんか。居間では家族のだれかがテレビを見ていたり、おしゃべりをしていて気が散るし、専用の書斎をもっていても意外に落ち着かない場所であったりします。

そんなときは、バスタブにぬるめのお湯を張って、居心地のよい書斎に変身させましょう。

実は、バスルームを勉学の場に使うという発想はいまに始まったことではありません。

博覧強記の人として知られた平安末期の左大臣・藤原頼長は、寸暇を惜しんで入浴中にも勉強し、中国の歴史書全十八巻を読破したといわれます。

また、江戸時代には、家臣に薪を焚かせながら入浴し、風呂場の板壁を隔てて家臣

お風呂豆知識……4

「風呂」と「湯」②

蒸し風呂形式の「風呂」には2つの流れがあります。第一は、寺院で造られた浴堂・温室です。入浴する人は、浴室の中の蒸気で体をあたためて発汗させ、浴室の外へ出てから柄杓で湯や水を体にかけ、垢をこすり落とします。入浴は僧侶の合図で始まり、「明衣」という白布をまとって入浴し、談笑は禁止されました。

第二は、天然の岩穴や屋外に石を積んだり土を盛って造る室形式の蒸し風呂で、「石風呂」「岩風呂」「釜風呂」と呼ばれます。室の中で火を焚いた後、灰をかき出してから海水を含ませたむしろを敷き、この上に横たわるというもの。海水を含んだ蒸気は健康によいとされました。

一方、「湯」は、湯釜で沸

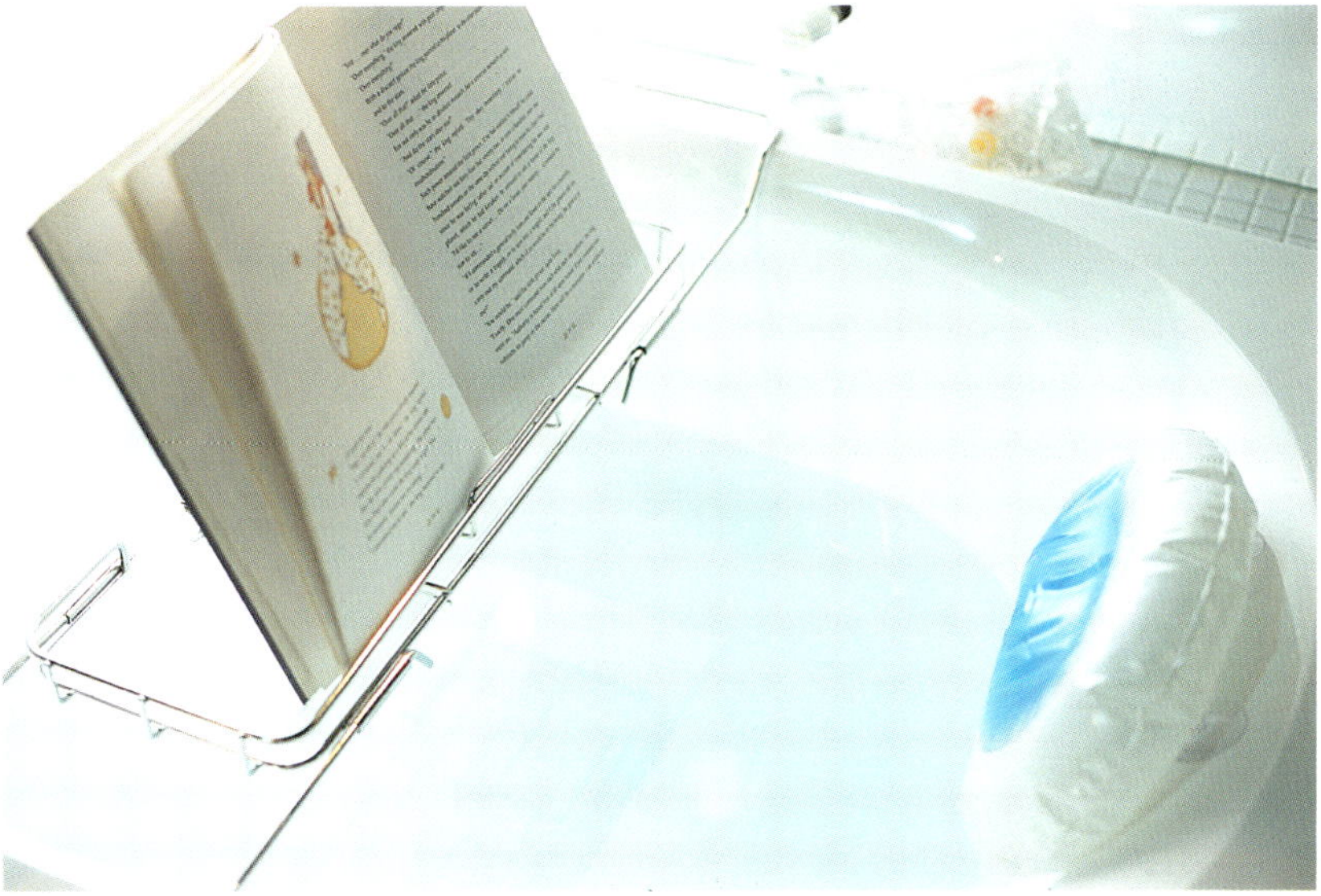

お風呂用書見台があれば便利。冷蔵庫で冷やして使う保冷枕ものぼせ防止におすすめ

かしたお湯を樋で湯船に流し込むか、桶で運んで湯船に注ぎます。湯温は適当に水で薄めます。奈良・東大寺では、僧侶の浴堂のほかに、参詣の人々に施浴を行うために大湯屋が設けられていました。直径2m以上、300kgを超す大鉄湯船が据え付けられ、月に5～6回の施浴が行われていたそうです。当時の庶民は、入浴といえば行水でしたから、施浴は貴重な入浴機会でした。日本人の風呂好きのルーツは案外このあたりにあるのかもしれません。

湯殿という言葉は、平安時代から公家・武家の日記や物語に登場します。高貴な人が日常的に入浴するために洗場式の御湯殿が御所内に設けられました。

から民の声を聞いたり、指示を与えた大名もいたという記録もあります。

昔の入浴時間は2時間くらいで、この間がプライベートタイムとして自分で裁量できる時間だったようです。

バスルームは、だれにも邪魔されない自分だけのプライベートスペースです。リラックスし安心感が高まっているときは、警戒心がなく、自然と気が散りにくくなるといわれていますが、気持ちよくお湯に浸かっているときは、まさにその状態。そのため、読書や考え事にも集中しやすいのです。しかも、バスタブは頭寒足熱。集中力向上にはおあつらえむきです。

読書をしたり語学のヒアリングや通信講座の予習・復習をするのに最適の場所です。家族の始動が遅い休日の朝のひとときは絶好のチャンス。有意義にお使いください。バスタブにふたを渡すか市販の専用書見台を置いて上にバスタオルを敷き、勉強道具や本を載せます。大切な本は濡れないようにご注意。深いバスタブなら小さめの浴用いすを沈めて、楽な姿勢になれるように工夫しましょう。

お湯の温度は、長時間読書に熱中してものぼせないように体温よりやや高めの37℃くらいが理想です。

頭が熱くならないように、換気扇を回してバスルームの中を空気が流れるようにしましょう。窓がある場合は、開けておいたほうが露天風呂気分でさわやかです。

寒い場合は、心持ち湯温を上げるか、すそを短く結んだTシャツを着たり、タオルを肩にかけたりしましょう。窓がなければ、うちわや電池式の携帯用扇風機を持ち込みましょう。

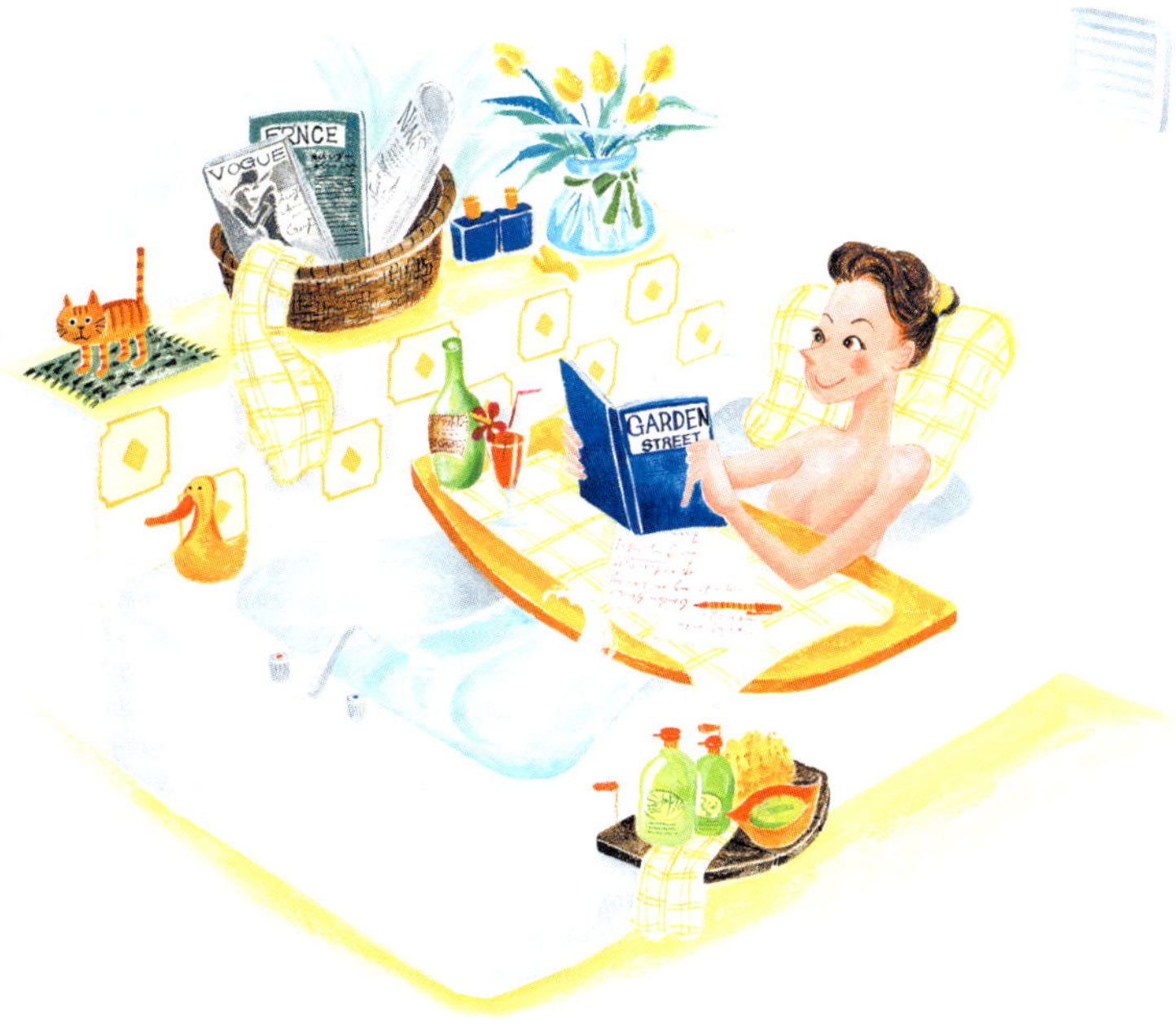

タオルをのせたふたをデスク代わりに。額か首の後ろを冷やすのがのぼせないコツ

家族や友人と過ごす「リビング浴」

休日のお風呂

【遊ぶ】


海、湖、池、川、温泉、噴水、プール……。水やお湯が溜まっているところでは、わくわくしたりほっとしたりしませんか。

水面のきらめきや水が跳ねたり流れたりする音には不思議な魅力があります。庭に池を作るのが夢という人が多いのは、そうした水溜りへの憧れの表れなのかもしれません。

でも、よく考えてみると、家の中にも水溜りはあるのです。バスタブのお湯は、もっとも生活に密着した水面といえるでしょう。お湯につかっていると気持ちがよいのは、お湯に戯れていることの楽しさも影響しているのではないでしょうか。

お風呂を「楽しく、すてきな水溜り」としてもっと活用してはいかがでしょうか。

実は、お風呂は、家族や友人とのコミュニケーションの場としてプールや池以上に優れています。というのは、お湯につかると、血行促進効果のおかげで体も気持ちもほぐれるので、自然に打ち解けられるのです。

ふつうのリビングルームではぎこちなくても、お風呂ではおたがいに気持ちをさらけ出しやすいはず。子どもや孫と一緒に遊んだり、夫婦でくつろいだり語り合うにも絶好の場です。

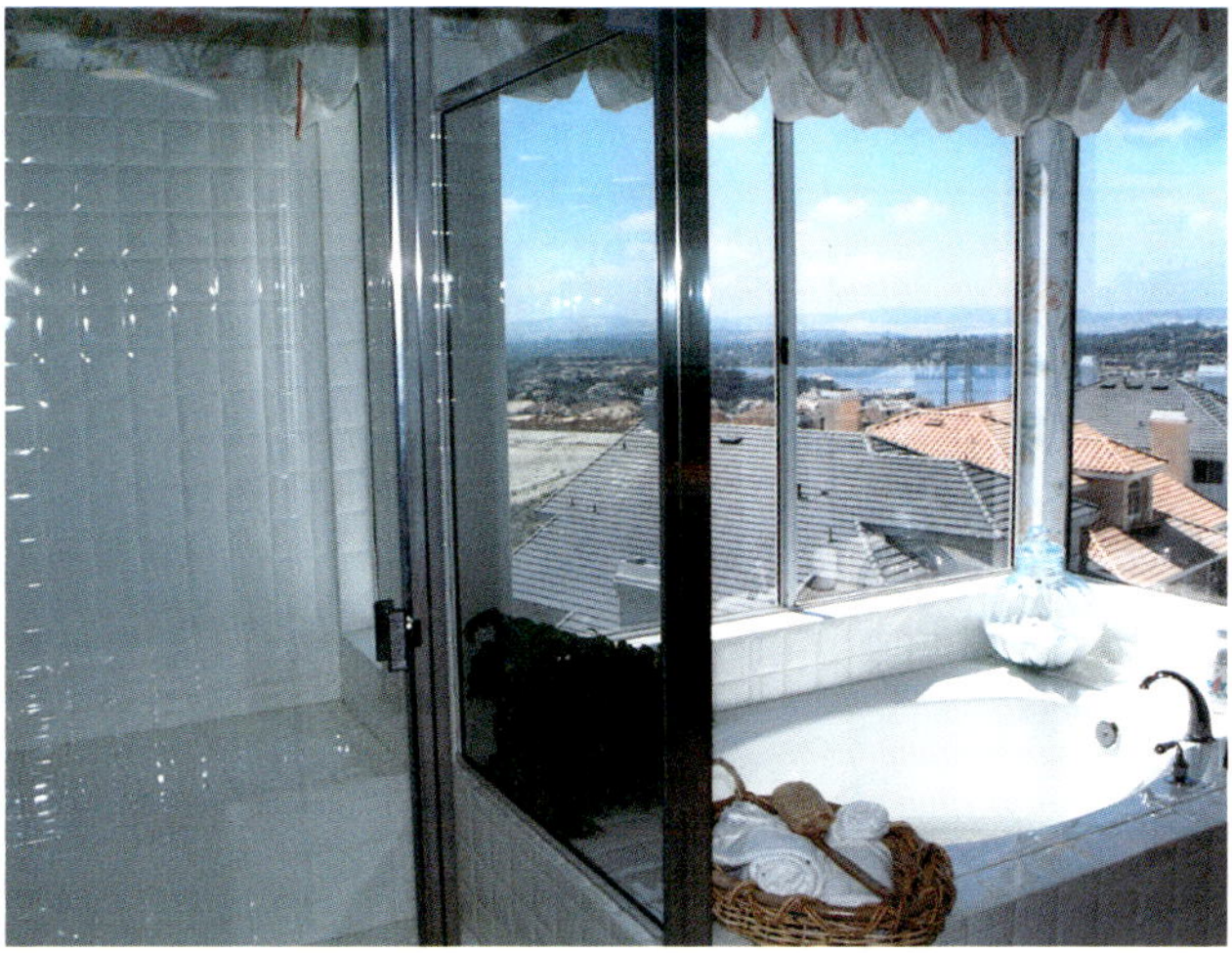
家中で一番眺めのよい場所につくった湖が見える浴室

複数人で入浴するには、できるだけ外の世界につながった開放感のある広めのバスルームが理想的です。テラスや庭に張り出した広めのお風呂があれば、露天風呂気分で友人とだって一緒に入りたくなるかもしれません。

この場合、入浴の目的は「水辺を楽しみ、心身をほぐす」ことですから、洗い場は必要ありません。洗い場などの機能的なスペースはシャワーブースに集め、バスタブだけをリビングルームの一角やテラスなどにもってくればリビングの延長として活用できます。

お風呂は子どもの天国

子どもは、お風呂が大好き。それは、バスルームは頭を洗ったり体を清潔にするところではなくて、遊びの場と思っているからです。

湯気のために声がくぐもって聞こえるお風呂では、不思議なムードが生まれます。そんな解放された気分でいるときには、ふだんは話せないような本音も出てきます。部屋にいるときには気が散ってしまう子も、集中力が高まります。兄弟で九九の掛け算を競う。湯気のついた窓に落書きする。湯船に沈めたおもちゃの魚を水中メガネをかけて拾う。ペットボトルでつくったハンドシャワーで打たせ湯を楽しむ。即席カラオケルームに変身させて歌のコンテストをする……など、親子あるいは孫とゲーム感覚で楽しくコミュニケーションをはかってはいかがでしょうか。

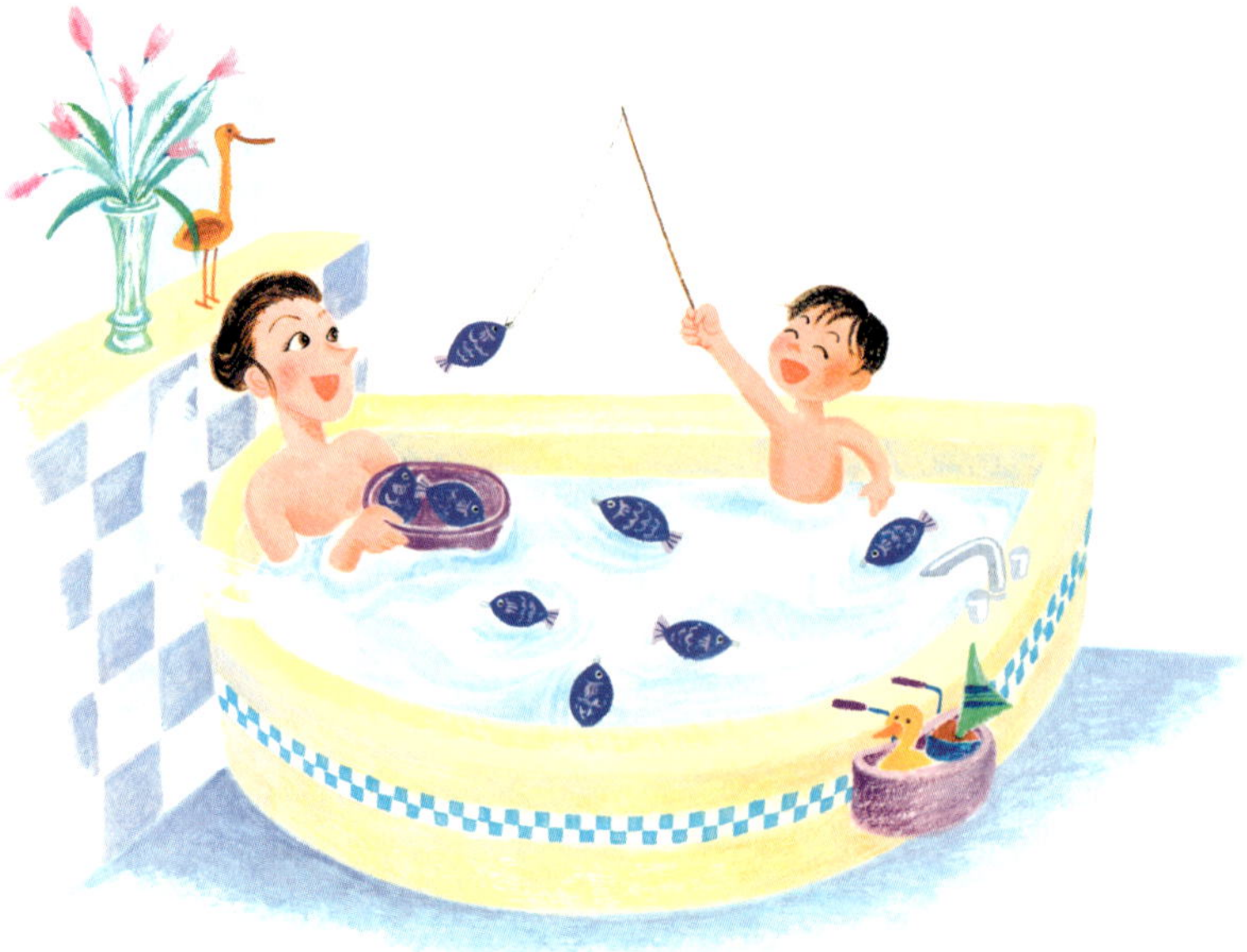

お風呂での魚つりは、子供の大好きな遊びのひとつ

ベランダや庭で足浴を

バスタブを庭やベランダやリビングの近くにつくるのは、住宅の新築や大がかりのリフォームのときでないとむずかしいでしょう。また、仮に広いバスルームがあっても、家族や親しい友人でも裸で一緒に入浴するのは抵抗があるかもしれません。

そんな場合には、足浴スペースをつくりましょう。最近は、温泉地でも足浴が大人気です。裸にならずに気軽に楽しめて非常に気持ちがよいからでしょう。足と手には太い血管が通っていて熱を受け入れやすいため、その部分をお湯につけるだけでも血行がよくなり、体がリラックスできるのです。もしかしたら、家族や友人とのコミュニケーションを助けるリラックス剤としてお料理やお酒以上の効果があるかもしれません。

ベランダや庭先に熱めのお湯（夏は水でもよいでしょう）を入れた大きな鉢を置き、それを囲むようにしてガーデンチェアに座り、一緒に足をつけながらお茶や軽いお酒を楽しんではいかがでしょう。

まず、裸足になる気持ちよさがあり、適度に血行がよくなるので、しらずしらずの

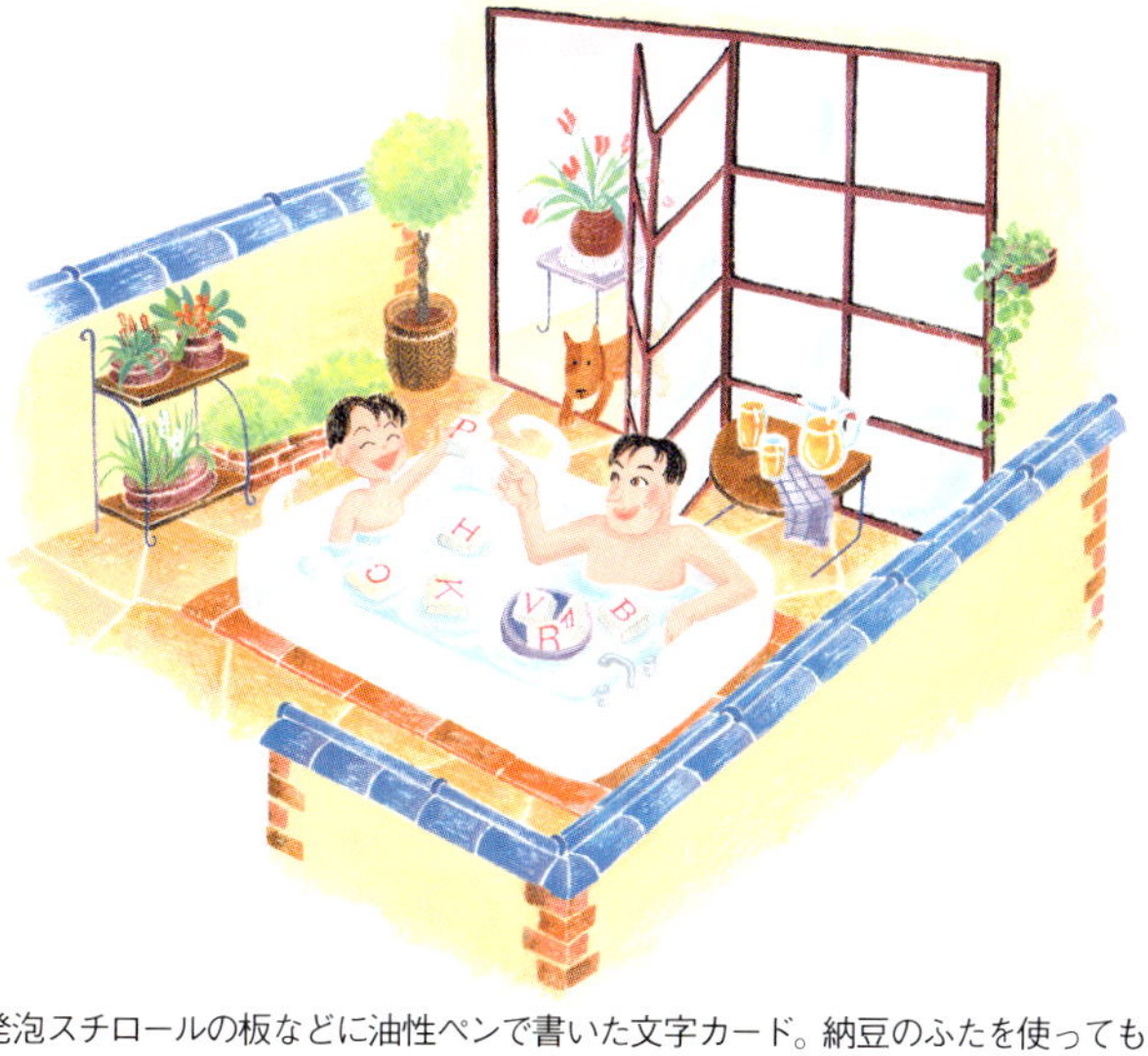

発泡スチロールの板などに油性ペンで書いた文字カード。納豆のふたを使っても

うちにリラックスし、楽しく打ち解けられます。ベランダや庭先に給湯栓をつけておけば、いつでも熱いお湯が補充できます。

リビングルームでも、お湯と水が出る小さなシンクを低めの位置に水屋風に取り付ければ、足浴用の容器に簡単にお湯を汲み入れたり捨てることができます。リビングルームに設けた水屋は、手近にお茶を入れたり、部屋の掃除や植物への水やりなど、足浴だけでなく多目的に使えます。リフォームの際にはぜひ一考してください。

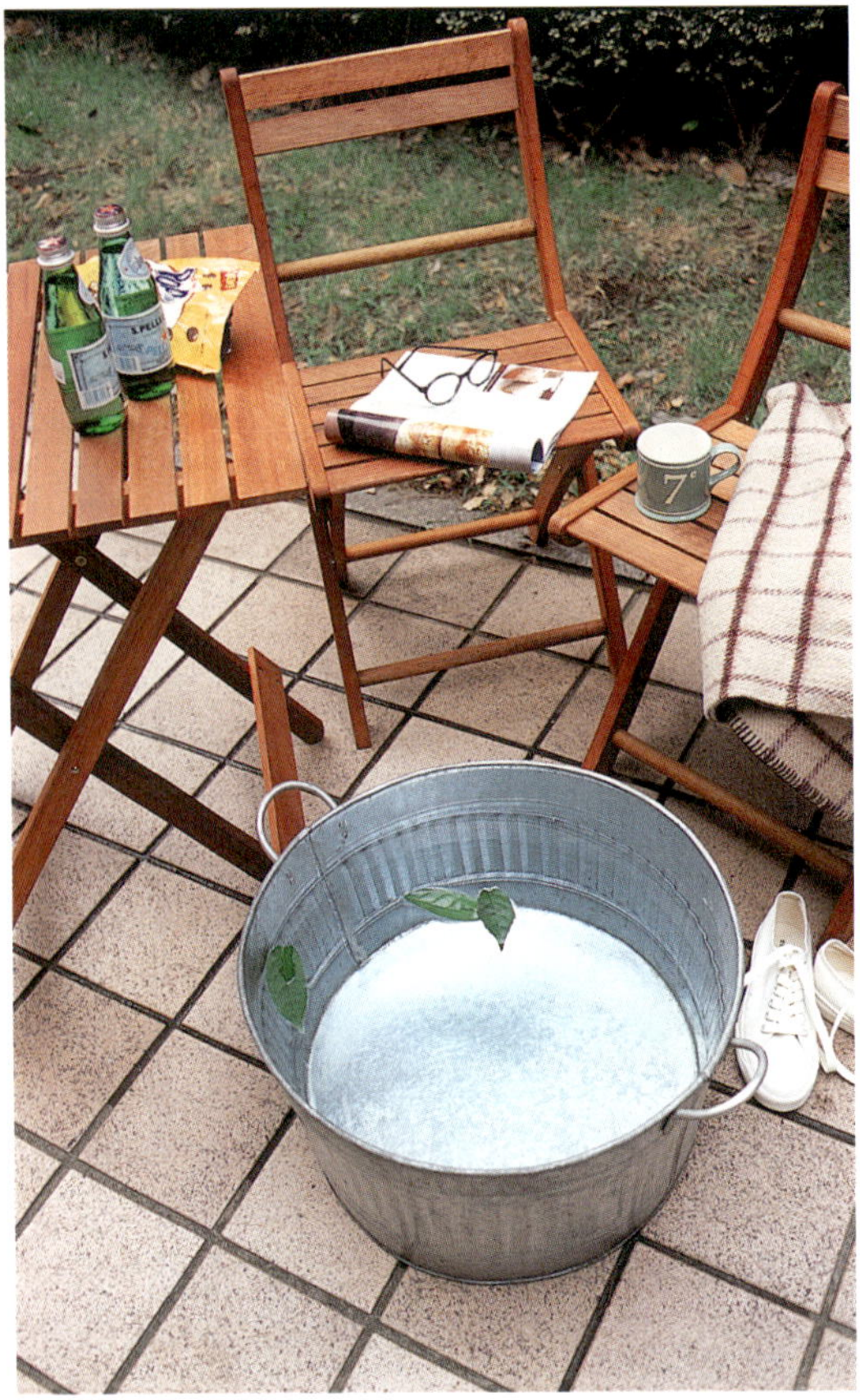

足浴で気軽に露天風呂気分

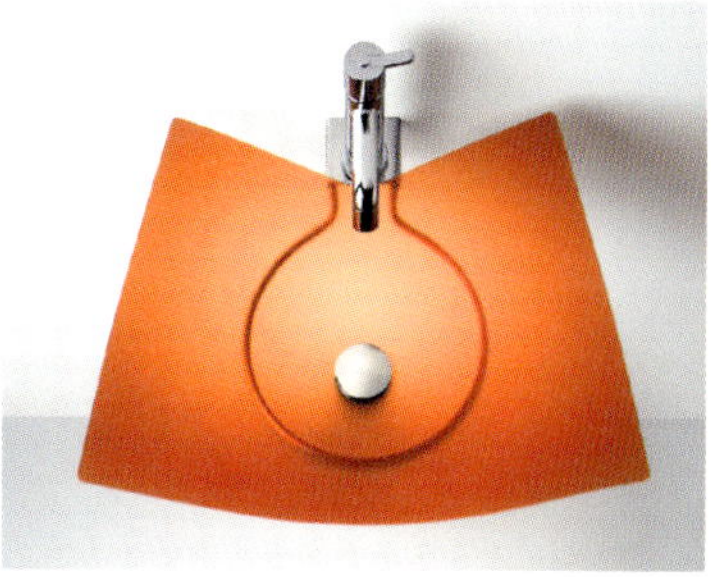

リビングルームには見栄えのよいシンクを

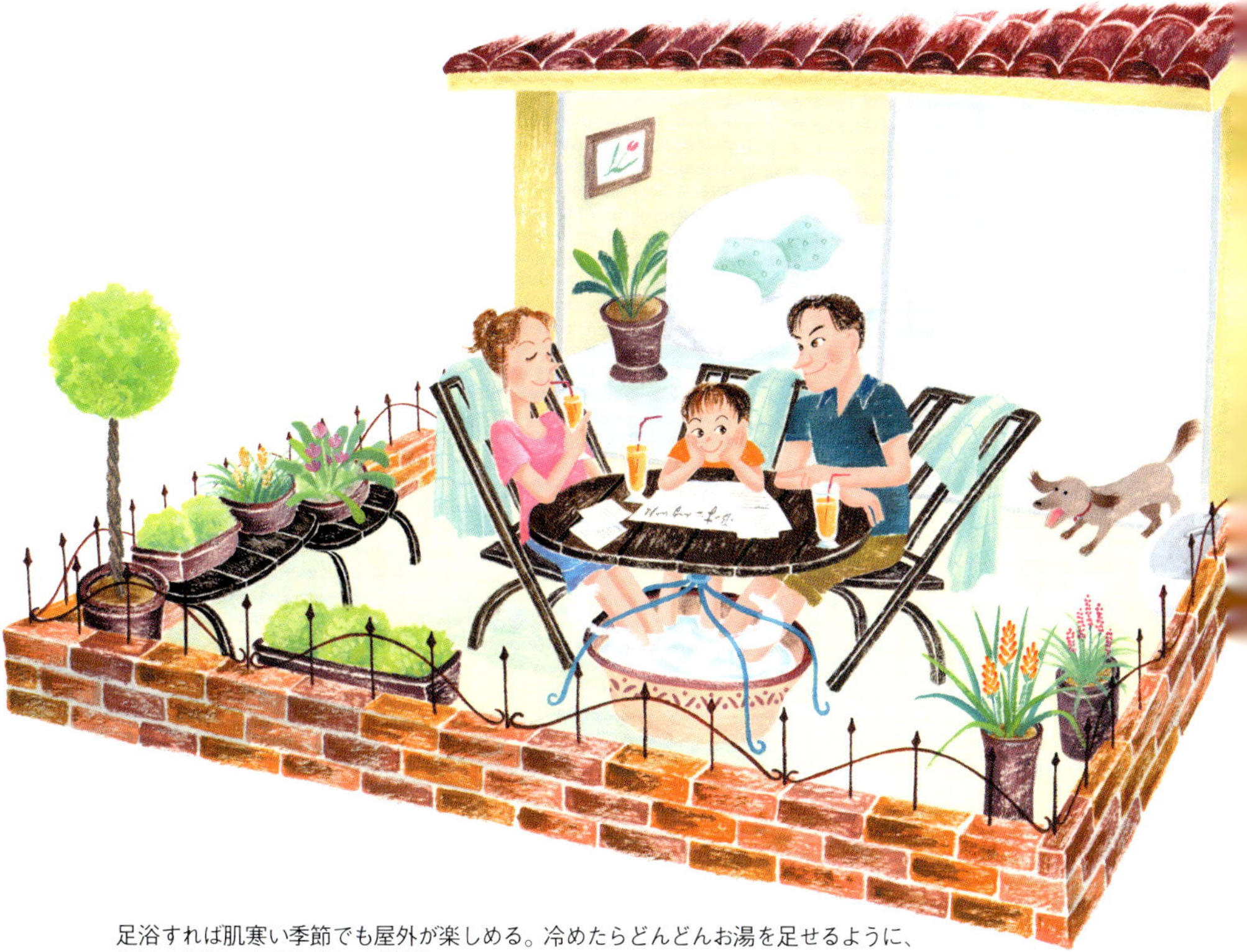

足浴すれば肌寒い季節でも屋外が楽しめる。冷めたらどんどんお湯を足せるように、
テラスや庭に給湯栓があれば便利

休日のお風呂

週に1度はアンチ・エイジング（老化防止）

【若返る】

人は生きているかぎり老化を防ぐことはできません。体力、知力、皮膚、髪の毛など老化はいろいろなところに現れてきますが、これら肉体の老化はさまざまな要因によって促進されたり遅くなったりします。

最近は、老化を防ぎ健康な状態や若さを保つ「アンチ・エイジング（老化防止）」が注目されています。そのための化粧品や補助食品などもありますが、実は入浴もすばらしいアンチ・エイジング効果があるのです。

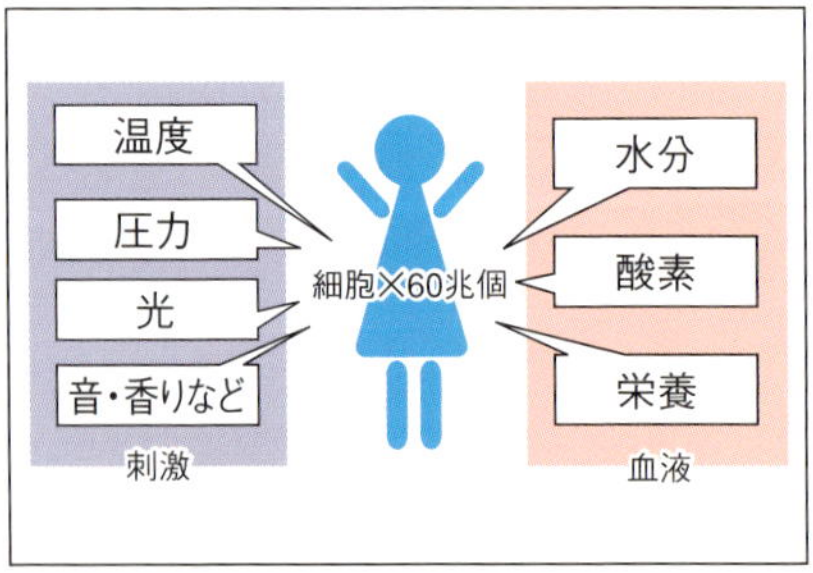

細胞の新陳代謝に必要なもの
血行も刺激も得られる入浴は
細胞の活性化に最適！

血行をよくして体を元気にする

人の体は約60兆個の細胞でつくられています。この細胞が規則正しく分裂・再生を繰り返しているのが健康な状態で、これを新陳代謝といいます。

細胞が新陳代謝を繰り返しながら生きていくためには水分、酸素、栄養が必要ですが、細胞はこの3つを血液からもらっています。したがって、血液の流れが滞り全身に水分、酸素、栄養が行き渡らなくなると、細胞はパニックを起こし、十分に機能しなくなります。つまり、血行をよくすることは元気でいられるための最低条件なのです。

お風呂につかることは、血行をよくするために非常に効果的な手段です。

では、お風呂につかるとなぜ血のめぐりがよくなるのでしょうか。

人間は、体の外部から光や温度や音などの刺激を受けると、目や耳などの受容器官を通じて信号が脊髄や脳に送られ、内臓や筋肉などに働きかけます。

お風呂に入ると、お湯の「温度」と「水圧」という2種類の刺激が同時に体に加わります。この結果、血液の循環がよくなり、体の各機能を活発化させたり、緊張をときほぐしたりできるのです。

お湯の温度は、給湯器の調節によって簡単に　いい湯加減　にできますし、水圧は、お湯の量（お湯の深さ）によって調節できます。つまり、お湯の温度と水圧を上手に調節することによって、体調を整えることができるというわけです。バスルームは、体調を整えることのできる最高のメディカルルームとなります。

ところで、血行がよくなると細胞が元気になるだけでなくリラックスでき、心もほぐれることはすでに説明しましたが、冷え性も治るのです。冷え性は、血行が極度に悪くなるために自律神経がうまく働かなくなることによって起こります。私が主宰している風呂文化研究会の調べでは、20代の人々は女性の7割以上、男性でも3割以上が冷え性に悩んでいることがわかっています。

家でもできるサウナ入浴

汗をかくことはとても大切です。汗をかくことによって、体温が調節され、体調が維持できるだけでなく、体に溜まった疲労物質や老廃物が汗と一緒に排出されるので、健康にも美容にもよいのです。

最近は、冷房などの影響で、真夏でも汗をかけない体質になり、体調をくずす人が増えているといわれます。真夏に冷房と無縁で1日中汗をかいている人でなければ、夏冬を問わずせめて週に1度はたっぷり汗をかく時間をつくりましょう。

お風呂豆知識…5

冷房病の予防と対策に効果的な入浴

日本の夏は、年々過ごしにくくなっていくようです。とくにヒートアイランド化が進む都市部では、アスファルト地面の照り返しやビルの放射熱によって外気温は高くなり、冷房を効かせた室内との温度差は広がる一方です。冷房病は、こうした外気と室内の温度差が主な原因となって起こります。涼しすぎる（寒い）オフィス内で一日中過ごす人にとっては大問題です。

図は、室温25℃のオフィスで一日を過ごした女性の足の温度変化です。出社時には30℃以上あった指先の温度が、退社時の午後7時には27℃前後まで下がっています。これは明らかに冷えすぎの状態です。事実、東京ガス・都市生活研究所の調査によると、20代女性

●外のサウナより家のお風呂

汗をかく場所といえばサウナがあります。

サウナは、大きく分けると、スチームサウナなどの湿式サウナと乾燥した熱気で体を包む乾式サウナの2種類があります。スチームサウナの室温は40℃くらいですが、家庭のお風呂でも入り方を工夫すればかなりのサウナ効果が期待できます。

そもそも入浴の起こりは、寒い地域の人々が発汗するための場所としてつくりだしたサウナのようなものだったという説があります。日本でも「風呂」は「蒸し風呂」からきており、昔はお湯につかる入浴法よりはるか先に庶民に親しまれていました。

現在日本で一般的なのは室内温度約90℃、湿度は10～15％の乾式サウナです。高温でも快適なのは、空気は熱を伝えにくいからです。しかも、湿度が低い

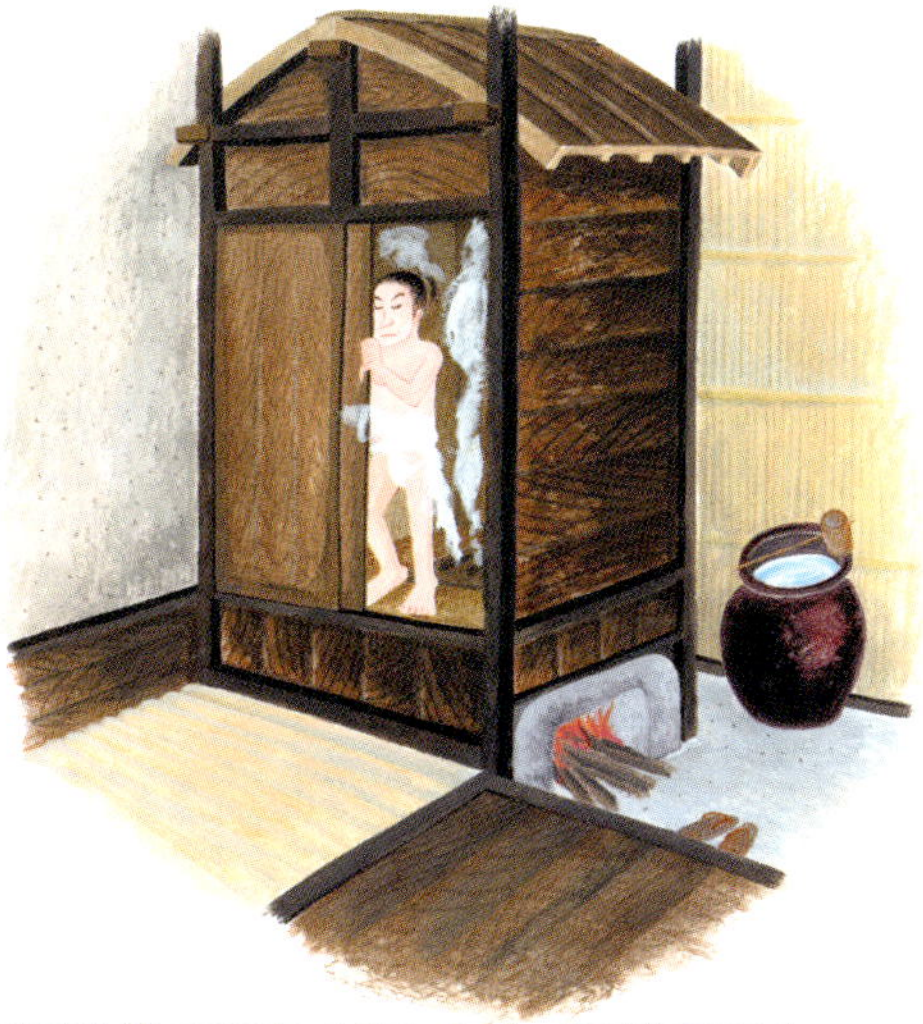

江戸時代の家庭で使われた「戸棚風呂」

床下で炭を焚き、床の隙間から蒸気を入れた。蒸気を逃さないために戸がついている。床に浅く湯をはるタイプもあった

の55％、30代では61％が夏でも冷え性と感じています。

冷房病は、手足のしびれ、頭痛、肩こり、慢性疲労などの症状を伴いますが〝夏バテだろう〟などと軽く考えるのは禁物。放っておくと症状が悪化したり長引く原因となります。

冷えきった体は入浴で芯から温めましょう。「今日の冷えは今日のうちに解消」がポイントです。

女性の足の温度変化（夏）

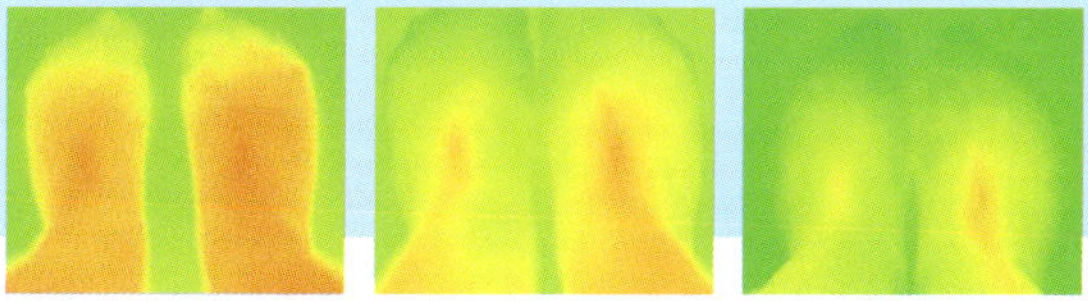

10時（出社直後）　12時（昼休み前）　17時

ため汗がどんどん蒸発し、体温の上がりすぎを防ぎます。

ところが、温泉地やスポーツクラブなどにある乾式サウナは、濡れたタオルを持ち込む人が多いため、実際は室内の湿度が15％よりはるかに高くなっています。

高温多湿の室内に長く居つづけると、汗がうまく蒸発せず、体温は上がりつづけます。循環器や呼吸器への負担が高くなり、体にとっていい状態とはいえません。

体への負担が少ないスチームサウナならそのような心配はいりません。また、乾式サウナのように汗のかきすぎで、肌が乾燥しすぎてしまう恐れもありません。というわけで、自宅のバスルームのお手軽スチームサウナでたっぷり汗をかくようにしましょう。

●お手軽サウナ入浴法

最近は、家庭用のお風呂でも、気軽にスチームミストサウナ機能がつけられるようになってきており、美肌や保湿を気にする女性に大人気のようですが、普通の浴室の場合は次のような入浴法をお試し下さい。

効果のある入浴法は22ページで紹介したやすらぎ入浴と同じ38℃前後の半身浴。水、お茶やスポーツドリンクなどコップ1杯分以上の水分を飲んでから、換気扇を止めて入浴しましょう（風呂釜が浴室内に設置されている場合は換気に注意）。20～30分ぐらいで汗が流れ出てきたら上がります。寒い季節などなかなか汗をかけない場合は、浴槽のふたを閉めて首だけ出したり、洗濯前のTシャツを着て、すその部分を短く結んで入るとよいでしょう。

とにかくたくさん汗をかいて老廃物をたくさん出したいという人は、もっと長くつかっていてもよいのですが、あまり長くつかりすぎると、体の再生機能が働こうとするので疲れます。また、肌がふやけ、表皮の角質層にあるバリアゾーンの水分が出てしまい、バリア機能が失われますので、よほど清潔なお湯でないと皮膚にもよくありません。脂性肌の人や皮膚の保湿よりも汗をかくという速効性を重視したい場合は、やや高めの湯温でもよいでしょう。

体を洗うときは、タオルで体の表面を軽くこするようにします。タオルはナイロン、麻、綿などさまざまな素材のものがありますが、肌にいちばんやさしいのはシルクです。毎日浴槽入浴をしている人は、手でなでるだけでも十分です。肌が赤くなるまでこするのは禁物。赤くなるのは、毛細血管が見えているということで、つづけていると角質が硬く、厚くなります。また、垢にも栄養があるので、落としすぎてもよくありません。

皮膚のしくみ

体温があがると汗孔から汗が蒸発し、毛孔が開く。また、血流が速くなって熱を放散

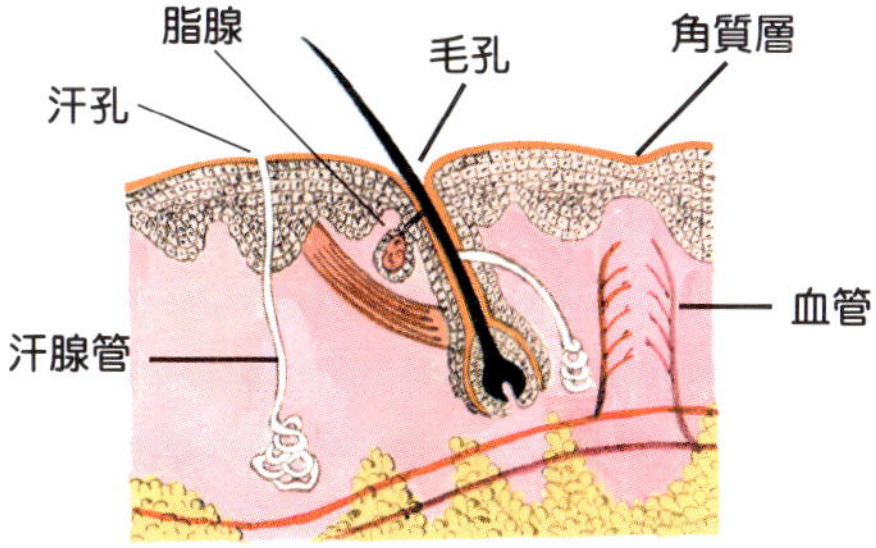

バスタブから出た後も汗はどんどん出てきますが、熱いシャワーで流して汗を拭き取ります。汗には乳酸やタンパク質成分、塩分、脂などたくさんの汚れが含まれているので、しっかり汗をかきましょう。浴室から出るときは、手と足の先に水をかけておくと、湯上がり後の汗ひきが早くなります。入浴後は、保湿クリームをお忘れなく。

若々しい肌の基本は「う・な・は・た・け」

エステティックサロン『エスプリ・ド・ボーテアルビオン』のサロンマネジャーである照内洋子さんに、入浴のアンチ・エイジング効果とさらにそれを高める方法についてうかがいました。照内さんは、「ゴッドハンドをもつ」といわれる高度の技術と知識の深さで、日本のエステティシャンのなかでトップクラスの地位を築いています。

照内さんによれば、若々しく美しい肌の基本は「う・な・は・た・け」、つまり、「うるおい、なめらかさ、はり、弾力、血色」の5つだそうです。

このうち、「はり・弾力・血色」にもっとも大切なのは血行です。つまり、血行をよくするのに効果的な入浴は、皮膚の若返りにも大変効果的といえます。

また、同時に「うるおい・なめらかさ」には汗、脂、垢の「3つのア」を適度に出すことが重要であるといわれており、これもまさにバスタブ入浴で得られる効果です。

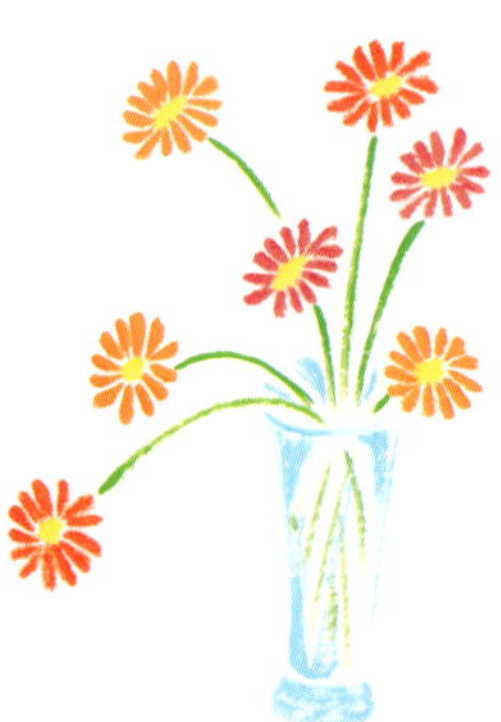

お風呂につかって芯まで温まると汗をかきますが、汗をかくことは体にも美容にもよいのです。

●顔のたるみを防ぐマッサージ

体の筋肉は、年齢を重ねるにつれて筋力が衰え、徐々にたるんでいきます。顔の筋肉も例外ではありません。張りや弾力をつかさどる肌の深部の真皮層が衰えるのです。

そこで取り入れたいのがマッサージ。マッサージという物理的作用は、血行をうながし表情筋に適度な刺激を与えるので、たるみ防止に効果的です。

半身浴をしているあいだにできますので、若々しい表情を保ちたい方は男女を問わずぜひお試しください。

入浴中にマッサージをする場合には、マッサージクリームを顔にのばしてからバスタブに入ります。両手のひらを使い、首からフェイスラインにかけて、下から上に向かって引き上げるようにマッサージします。

●ツボマッサージ

もっと簡単なのは、顔のツボを押すマッサージです。

図のように①〜⑥のポイントから小耳や耳の下に向かって気持ちのよいところをゆ

つくり押します。1カ所あたり4拍子（1、2拍目は弱く、3拍子目で強く、4拍子目で指を離す）のリズムで押すのがコツです。

顔のツボマッサージ法

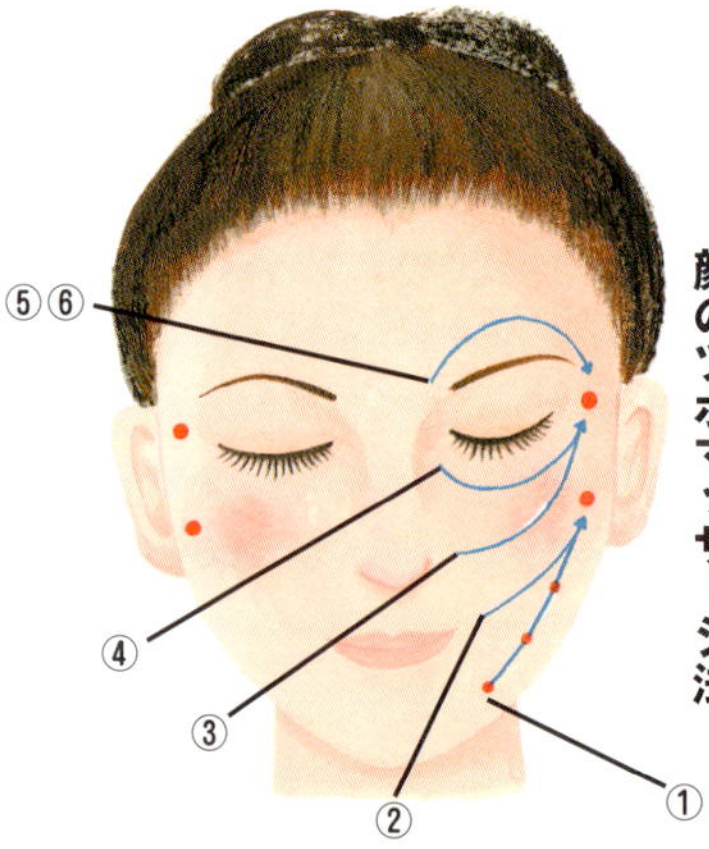

ポイント

①あごの少し上から小耳または耳の下に向けて
②口角から小耳または耳の下に向けて
③小鼻の横からこめかみに向けて
④目頭の下からこめかみに向けて
⑤眉頭から眉の上を通ってこめかみに向けて
⑥目頭を上に向かって押す

①〜⑥を2回繰り返します。両手を使って、左右同時に押してください。

上手なシャンプーで薄毛予防

頭皮は汗腺が多くあり、髪の毛で覆われているために、汗や皮脂の汚れがたまりやすくなっています。抜け毛を防ぐには、汗や皮脂の汚れをきれいに洗い落とし、マッサージで頭皮の血行をよくすることが大切です。

昔にくらべると、現代人の毛髪は細く、薄くなってきているそうです。原因は、パーマやヘアダイなどによる髪の傷みのほかに、シャンプーのしかたも無関係ではないといわれます。毎日のシャンプーでかえって髪を傷めてしまわないように注意したいものです。

①最初は、お湯でしっかりすすぎ洗い

髪の汚れは、ムースやジェルなどのセット剤がついていなければ、お湯だけでほぼ落とせます。

②シャンプーは、手のひらで泡だててから髪へ

原液を直接頭皮につけると、髪の傷みの原因になります。シャンプー剤は多すぎないようにに。髪の長さにもよりますが、ティースプーン1〜2杯くらいが目安です。

③指先の腹で、頭をマッサージにしながら洗髪する

汚れているのは髪よりも頭皮です。洗髪は、頭皮をしっかり洗うことを心がけてください。頭骨と頭皮の間には血管が縦横にめぐらされています。頭皮を動かすようにやさしく、しっかりマッサージすることによって血行を促進し、抜け毛予防にも効果的といわれています。爪を立てたりするのは禁物です。

④流すときは手のひらで溜め洗い

ただ上から流しただけでは、お湯は毛髪の表面だけしかかかりません。まず、地肌

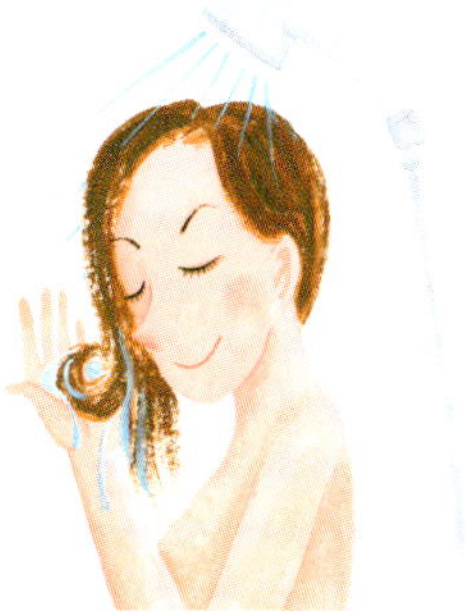

上手なシャンプーのしかた
すすぎは手のひらを使って溜め洗いする

をよくマッサージしながら洗い流し、髪の毛は、布巾などを洗うときと同様に、お湯を溜めた中で洗うのが効果的です。シャワーを持っていないほうの手のひらに髪の束をすくい入れて、その中にシャワーを流し入れる要領で洗ってください。シャンプー剤が残らないようにしっかりゆすいでください。

⑤頭頂部のあたりに熱めで強めのシャワーを1分間当てる

頭部の血行がよくなり、育毛をうながすツボがここにあります。

頭頂部で円を描くようにシャワーヘッドを動かすとツボを刺激することができます。

⑥リンスは頭皮に残らないように

リンスやコンディショナーは、頭皮ではなく毛先のほうを中心にまんべんなくつけて、よく洗い流してください。頭皮の毛穴に残ると、毛穴が詰まって、薄毛の原因になります。

【洗うついでにマッサージ】

体の最下部にある足や脚は、リンパ液や血液が滞りがちになるので、むくむことがあります。加齢にともなって代謝が悪くなると、むくみはますます起こりやすくなり、

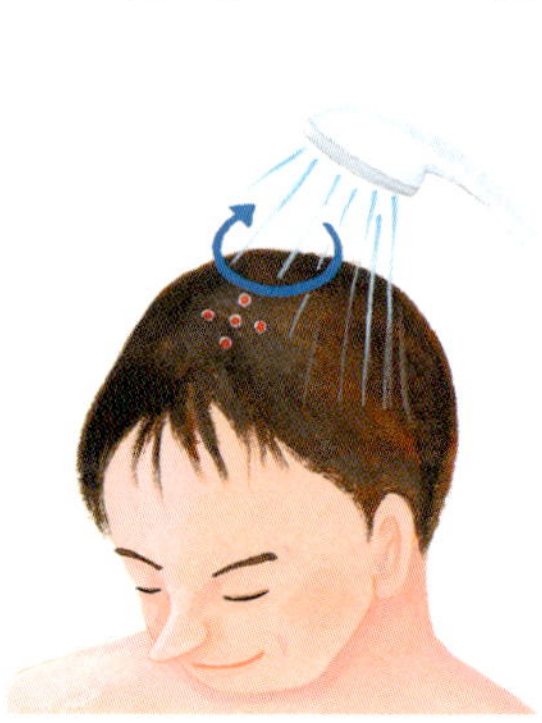

上手なシャンプーのしかた
育毛をうながすツボにシャワーを当てる

脚が太る原因になります。

また、むくみ防止には、リンパ液や血液の流れに沿った洗い方が効果的ですが、時間と体力に余裕がある休日は、もう少していねいにマッサージをしてみましょう。とはいっても、アロマオイルなどを使う本格的なマッサージはプロにまかせることにして、自分で行うのは、あくまでも体を洗うついでの簡単なものにしましょう。

マッサージは「心臓から遠い順」と心がけてください。

●シャワーを使って

ふくらはぎへの温&冷水シャワーが効果的。「ふくらはぎの〝内側〟に温水で1分〝外側〟に冷水を3～5秒」を3セットぐらい繰り返します。立ち仕事や冷房のために脚が疲れたり、むくみを翌日に持ち越さないために効果があります。

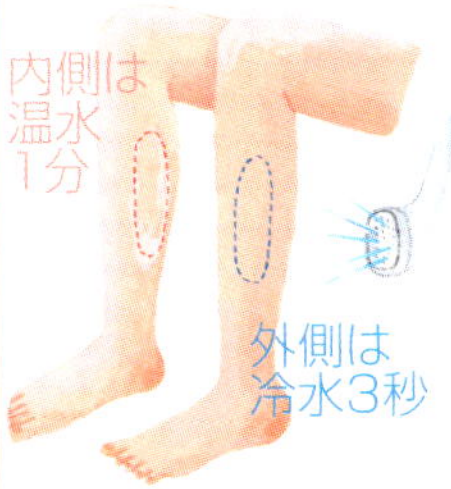

●手の指を使って

多少疲れるかもしれませんが、余力があれば、たまには手を使ったマッサージも試してみましょう。

まず、足の指。手の人さし指と親指で足の指を軽く挟み、しごくように1本ずつマッサージします。石けんを泡立てて使えばアロマオイルは不要です。石けんはよく泡立てて、泡がなくなったら何度も泡立てなおしましょう。

次に、足の甲は、足先から足首に向かってマッサージします。足の甲には、足首から指のほうへ5本の筋が伸びています。その筋と筋の間に手の親指を滑らせるようにマッサージすると効果的です。

脚は、すねとふくらはぎを両手で包み、軽く力を入れながら足首からひざまでこすり上げます。ももは、ひざ上からももの付け根に向かって同様にマッサージします。ただし、入浴によって血管が柔らかくなっているので、力を入れすぎるのは禁物です。

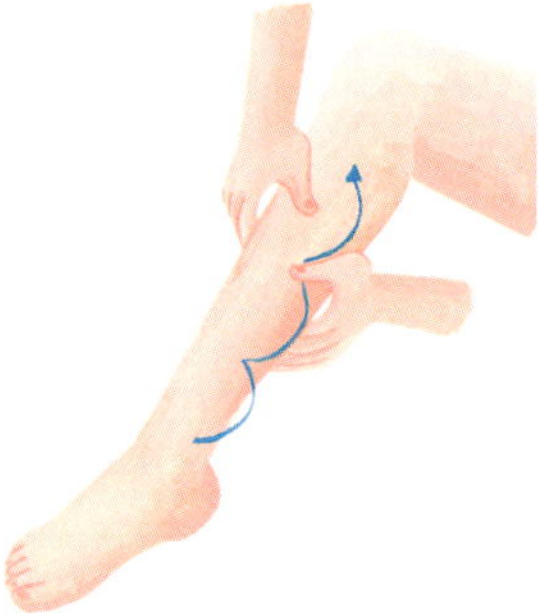

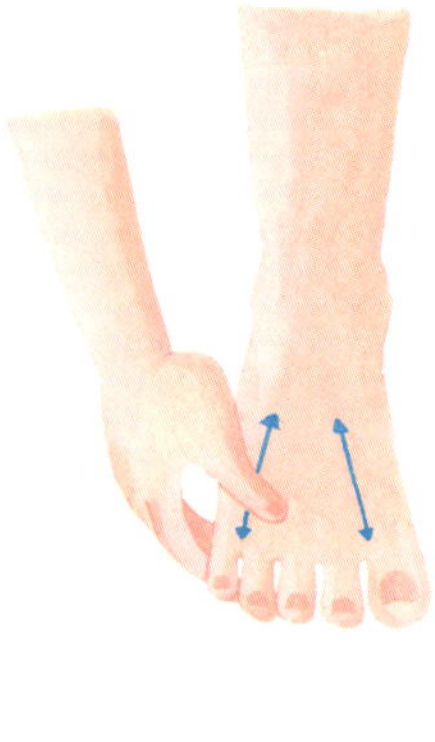

アメリカのお風呂

寝室につながるバスルーム

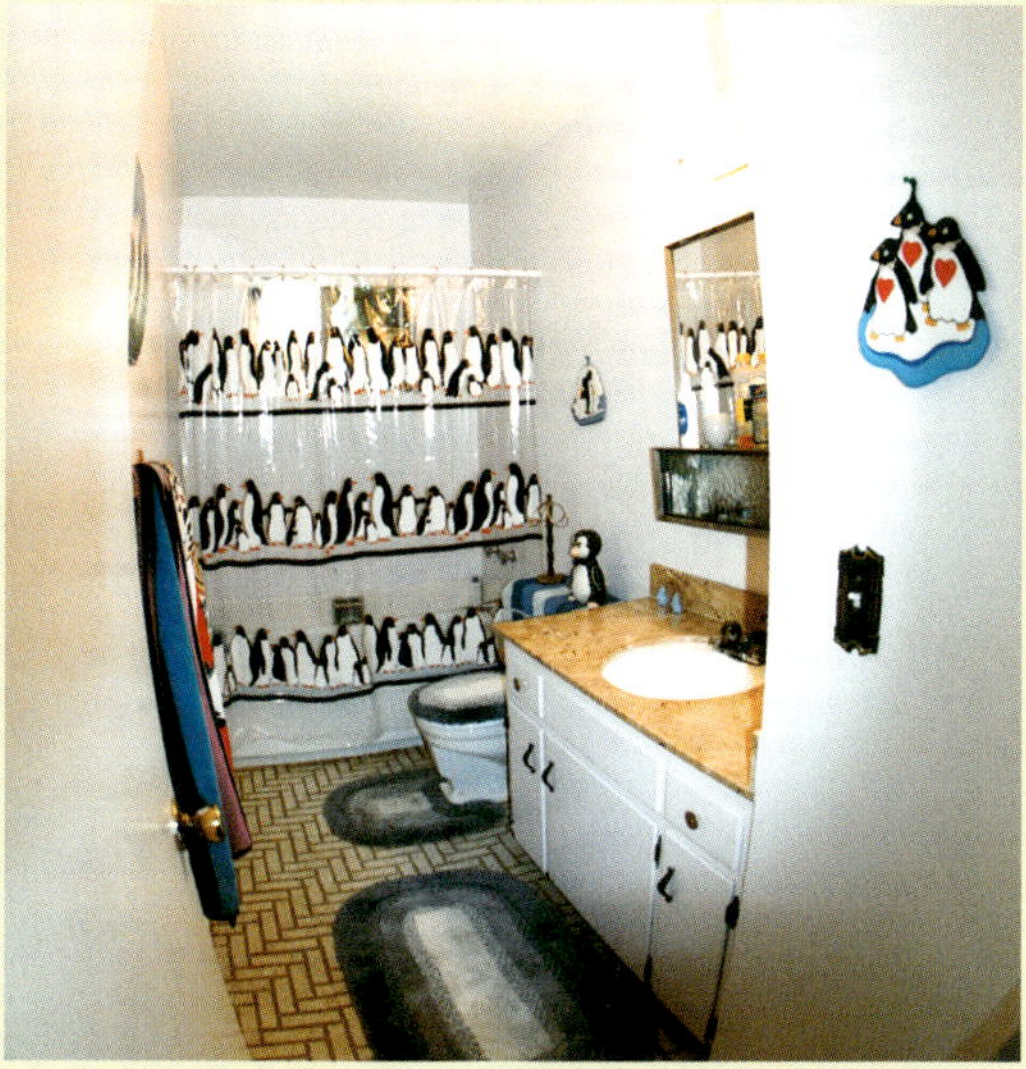
子どもの個性に合わせたバスルーム

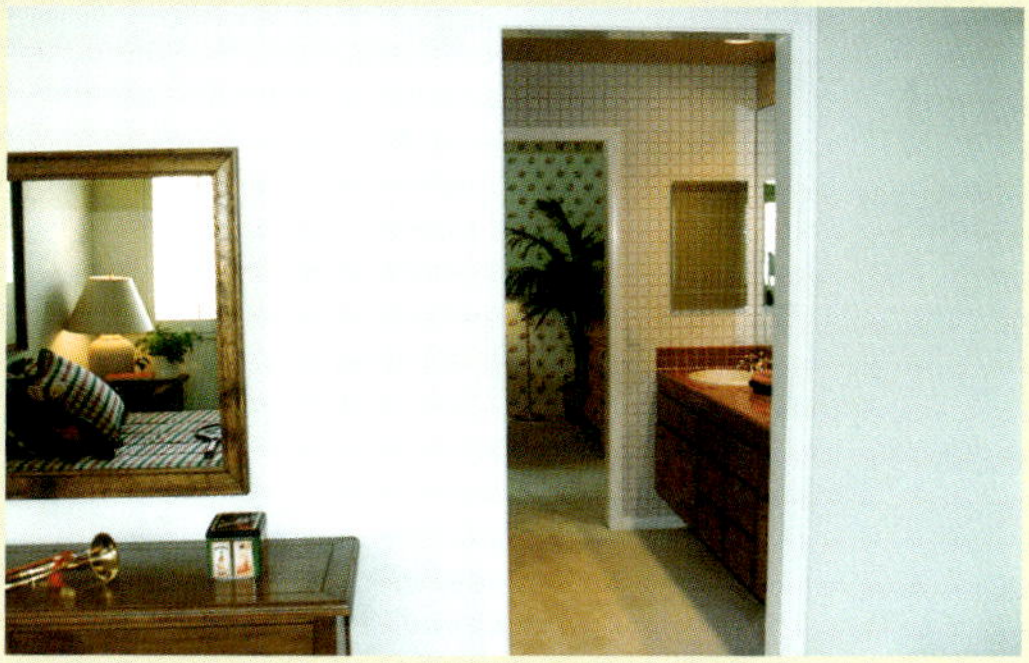
2室の間に設けられた子ども達共用のバスルーム

体の洗える浴室数

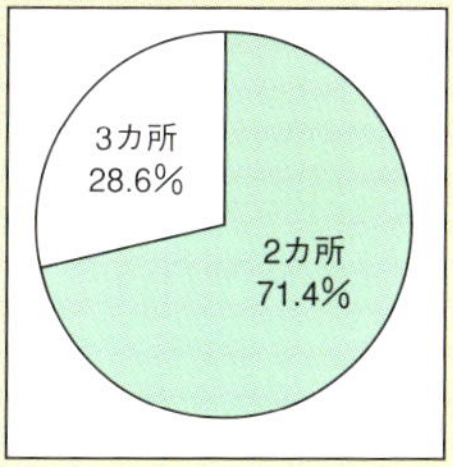

アメリカでは、身だしなみはプライベートな寝室から出ずにすませたいという考え方や入浴前後の脱ぎ着の利便性から、浴室は寝室とつながった空間に設置されています。

したがって、浴室は寝室の数だけあるのが理想的ですが、実際は、夫婦の寝室専用のマスターバスルームと子どもたちの共用バス（セカンドバスルーム）のある家庭がほとんどです。スペースに余裕がある家では、このほかにゲスト用バスルームをもっています。

「寝浴」で究極のやすらぎを

休日のお風呂

【夢を見る】

休日の夜の入浴法の基本は、平日（18ページ参照）と変わりません。でも、決定的に違うのは、たっぷり時間があること。ふだんの2倍も3倍も心ゆくまで時間をかけていいのです。だれにも邪魔されず、手足を思いきり伸ばしてお湯につかり、自分一人だけの時間を楽しみましょう。

ふだんは思っていてもなかなか実行できないマッサージを念入りにしたり、本を読んだり、瞑想して心身をほぐすのも結構です。バスルームは、最高に快適な昼寝空間でもあります。お風呂用の枕やバスタオルを持ち込んで昼寝をしたりしてもかまいません。とにかく納得するまでたっぷり時間をかけて、1週間分の心と体の汚れや疲れをとりましょう。ここでは、頭のなかを空っぽにしてやすらぐための工夫を紹介します。

お風呂豆知識……6

「風呂」と「湯」③

「風呂」と「湯」が一緒になり、お湯に浸かる入浴が一般的に行われるようになるのは江戸時代のこと。銭湯に戸棚風呂ができてからといわれます。戸棚風呂とは、屋根のある戸棚あるいは押入れのような造作物の中に長方形の浴槽を置いた浴室で、戸棚の裏に据えた湯釜の湯を浴槽に流し込むというもの。小さな引き戸の入り口（ざくろ口）をくぐって入浴します。浴室の密閉性は高く、蒸し風呂と洗い場を兼ねる効果がありました。燃料の節約にもつながり、江戸の町で流行しました。

湯船に浸かる入浴法が現れるのは江戸時代後半、据え風呂と呼ばれる浴室が登場してからです。据え風呂は、風呂桶にお湯を入れそ

寝浴のすすめ

もっともリラックスできる入浴法は、ぬるめのお湯にゆっくり半身浴することだと紹介しました（24ページ参照）。しかし、もっとよいのが寝浴です。北海道大学の阿岸祐幸名誉教授によれば、寝浴は最高のリラックス効果があるそうです。

寝浴は、文字どおりお湯の中に体を横たえる入浴法です。バスタブにお湯を浅く張り、力を抜いてお湯に体をあずけるように寝ます。肩までつかっても、水深が浅いので水圧があまりかからず、心臓への負担もほとんどありません。おまけに、寝浴には、浮力によるリラクゼーション効果もあります。お湯にプカプカ漂うような浮遊感は、母親の胎内で羊水に浮かんでいた記憶をよみがえらせ、気持ちを和らげます。そして、この擬似無重力状態に体を置くことによって、全身を支えている筋肉や関節が一時的に重力から解放され、肉体的にもリラックスします。

体を横たえられるほど大きなサイズのバスタブをもっている家庭は少ないかもしれませんが、大きくなくても、浅めの湯量にして、できるだけ寝浴に近い姿勢で居眠りしながらつかるのが極楽なのです。

の中に浸かる現在のような入浴方です。これが普及するのは明治時代になってからです。浴槽を板の間に沈めてお湯をたっぷり入れ、流し場の天井を高くし、湯気抜きの窓を設けた「改良風呂」ができ、今日の銭湯のさきがけとまりました。これにより、蒸気浴は銭湯から完全に姿を消しました。

【手足を伸ばせるバスタブが理想】

温泉やスパなどがやすらぎ効果をもたらす、という理由のひとつには入浴姿勢にあるといわれます。広いバスタブで思いきり手足を伸ばし、「大の字」になってお湯に浸かる気持ちよさがリラックス効果を生むというわけです。

阿岸祐幸教授の実験によると、大きなバスタブで手足を伸ばした姿勢で入浴すると、α波（リラックスしたときに現れる脳波）が多く出ることがわかります。つまり、リラックス効果を高めるためには、大の字になって入浴すること。究極は寝浴になります。そうでなければ、せめてひざに力を入れず伸ばせるか、軽く曲げた状態で入浴できることが大切です。

一般的な家庭のバスルームは1坪（3・3㎡）タイプが中心で、家庭では理想的な入浴姿勢はとりにくいものです（大きなバスタブで手足を伸ばしてリラックスするには、せめて4㎡以上はほしいところです）。が、バスタブを対角線に使うなど工夫して、できるだけ足を伸ばせるスペースをつくってください。

最近流行りの段差のあるバスタブなら一段上がった段差部分に足を上げて入浴することによって足を伸ばすことができますが、深くて段差のないバスタブの場合は、小さめの浴用いすをバスタブに沈めて使ってみましょう。

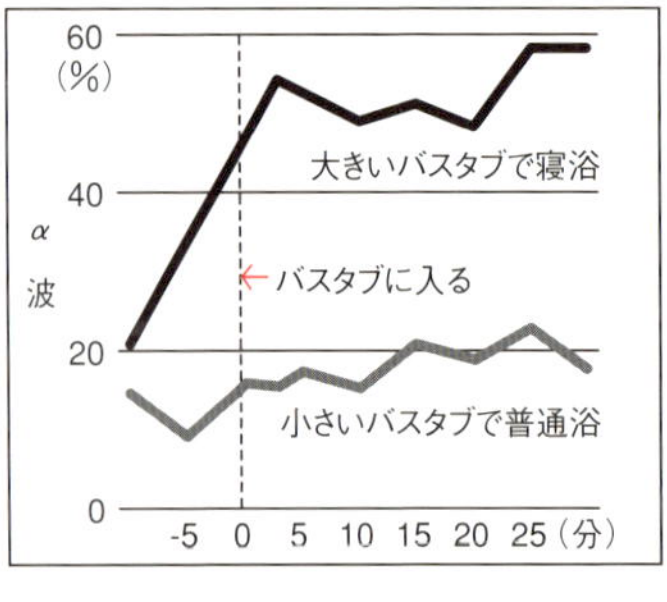

バスタブの大きさとα波
大きいバスタブで寝浴をした場合は、α波（リラックスしたときに現れる脳波の波形）の出現率が高く、お湯から出ても続く／阿岸祐幸教授による

寝浴の効果が認められるにつれて、寝浴用のバスタブや枕なども市販されています。首のツボを刺激できるタイプの枕なども工夫されています。体に合えばそれなりに気持ちがよいのですが、ふつうのバスタオルを丸めて枕代わりに使っても十分快適です（縦に二つ折りにしたバスタオルを端から丸めるとちょうどいい具合です）。バスタオルは感触もよく、洗濯もききメンテナンスにもすぐれているので、湯上がり用だけでなくもっと広範囲に活用したいものです。ただし、熟睡しておぼれたりすることがないように気をつけましょう。

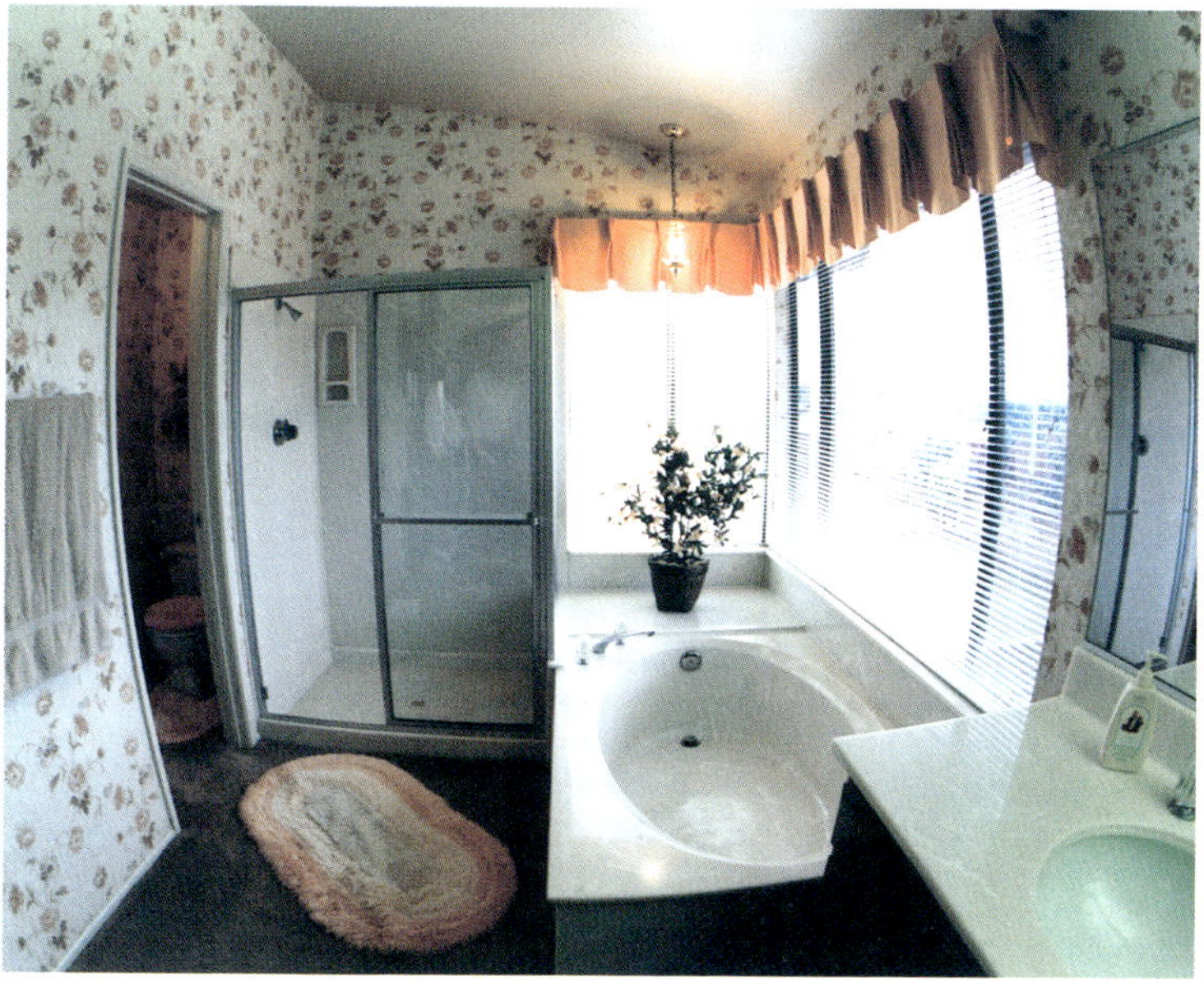

手足が伸ばせるバスタブは理想的

水を照らして非日常の夢を見る

リゾートホテルなどで、ライトアップした夜のプールが中からの照明でぼうっと浮かび上がって揺れるのを見て心ときめいたことはありませんか。また、温泉へ行ったとき、夜の露天風呂に映る月明かりにうっとりしたことはないでしょうか。水面と光や照明をうまく組み合わせると、この上なく美しく幻想的な世界が生まれ、心を癒してくれます。最近では、リゾートホテルに限らずバーや高級レストランでもこのような演出が使われています。

休日のお風呂は、こうした温泉の演出アイデアと工夫を借りて、非日常の世界に変身させてはいかがでしょう。

いつもはタイルのかすかな汚れまではっきり見えるような明るいバスルームなら、まずは照明を抑えてみませんか。調光器を使って照度を落としたり、屋外照明を利用するのもいいでしょう。周囲の状況が許せば、ときにはバスルームの照明を消して、星空や月の光で入浴するのもいいかもしれません。また、バスルームでキャンドルを灯すと、揺れる炎で水面のきらめきが強調されて、室内の狭さが不思議と気にならなくなります。あるいは、水中用懐中電灯や水中で美しく発光するキューブなどを利用してもいいでしょう。どちらも５００円程度で入手できますが、水面がゆれるたびにバスルームいっぱいに光の模様が浮かび上がり、バスルームとは思えない空間に変身します。

香りを変えるのも工夫のひとつです。オレンジ、ラベンダー、ローズなどそのときの気分に合わせてハーブオイルを変えましょう。アロマテラピー効果は抜群です。ふだん使いの石けんと違う香りの石けんを使うのもおすすめです。

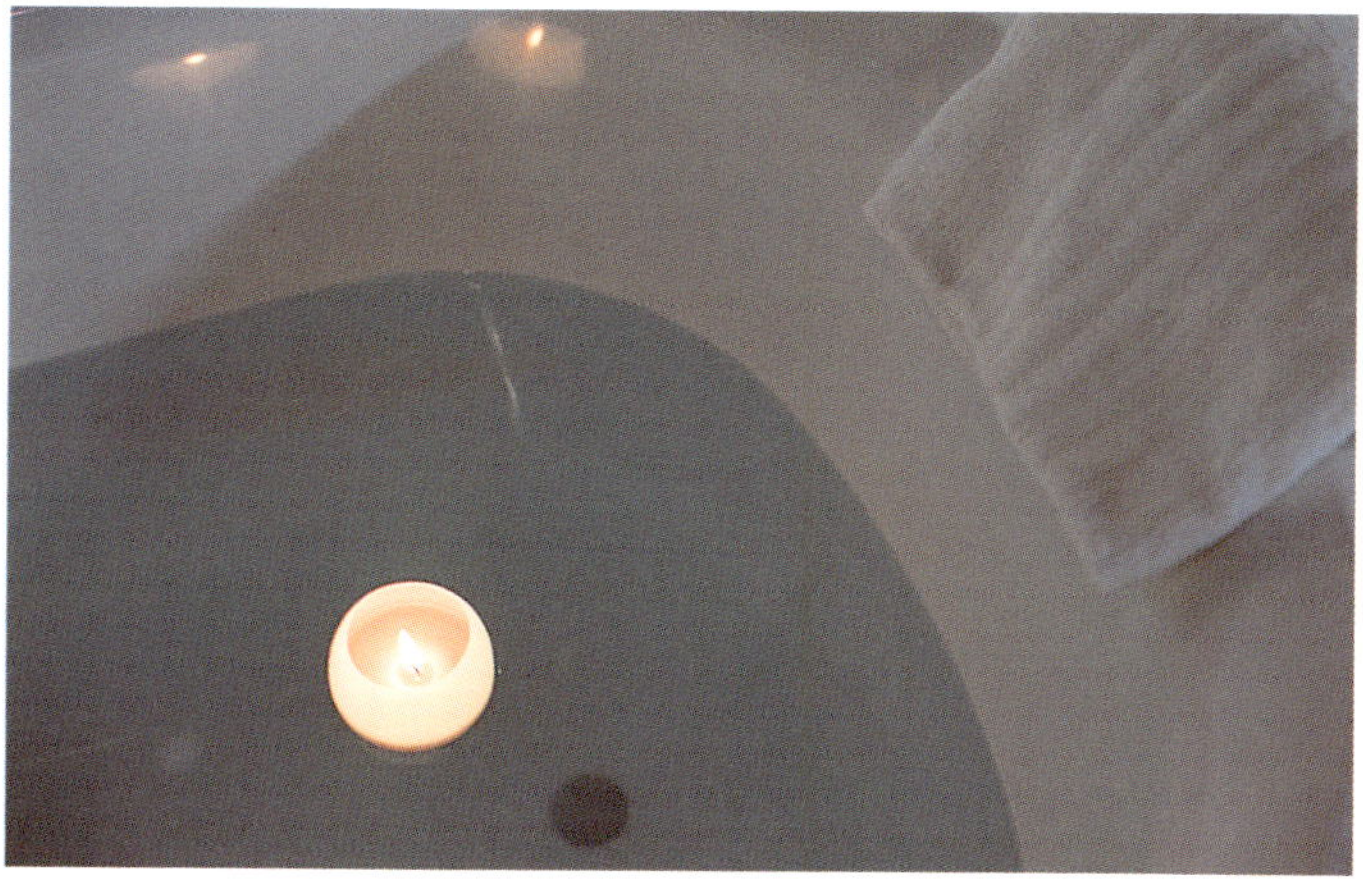

キャンドルを置く場所がなくても、お湯に浮かべましょう。夜の露天風呂に入った気分に

また、市販のバスフォーム（泡の出る入浴剤）を使ってバブルバスにしたり、バラの花びらをバスタブいっぱいに散らして、海外旅行で体験したエステサロンの贅沢気分を再現するなどいろいろ工夫できます。お気に入りの飲み物を持ち込めば、高級なバーに行くより贅沢な時間となるでしょう。

いつもは清潔第一のバスルームが、ちょっとしたアイデアと工夫でまったく違ったムードの癒し空間に生まれ変わります。

深夜に冷えたら足浴を

休日の過ごし方は人によっていろいろですが、好きなことについ没頭して時の経つのを忘れてしまいがち。気がついたら深夜、興奮して寝そびれることもあるでしょう。また、冬場は、室温は暖かでも足元は意外に冷えていたりします。そんなとき利用したいのが足浴です。冷え性の人にはとくに効果的です。

足先には冷えやストレスなどに影響のあるたくさんのツボが集まっていますし、温熱を速効吸収できる太い血管が通っています。この部分を温めることによって刺激し、血行をよくして快適な睡眠につなげるのです。

両足が入る大きさの容器（洗面器やバケツでも代用できます）にお湯を張り、いすに腰かけた状態で両足をお湯につけます。ひと回り大きいたらいや洗い桶などの中に容器を入れて二重にすれば、周囲が濡れる心配はありません。

湯量は、足首がすっかり隠れるまで。ふくらはぎがつかればさらに結構です。湯温は40～42℃が目安。寝る直前ならぬるめに、寝る1時間以上前ならちょっと熱く感じるくらいがよいでしょう。お湯が冷めてきたら熱湯を入れて調節しましょう。粗塩やエッセンシャルオイルを入れるといっそう効果的です。足先が温まって、体もほんのり汗ばんできたら十分です。

シャワーを使う場合は、熱めのお湯を足指、甲、くるぶし、足裏など足首全体に2～3分当ててください。

最後に、足に冷水をかけておきましょう。これを忘れると、その後かえって体が冷えてしまいます。

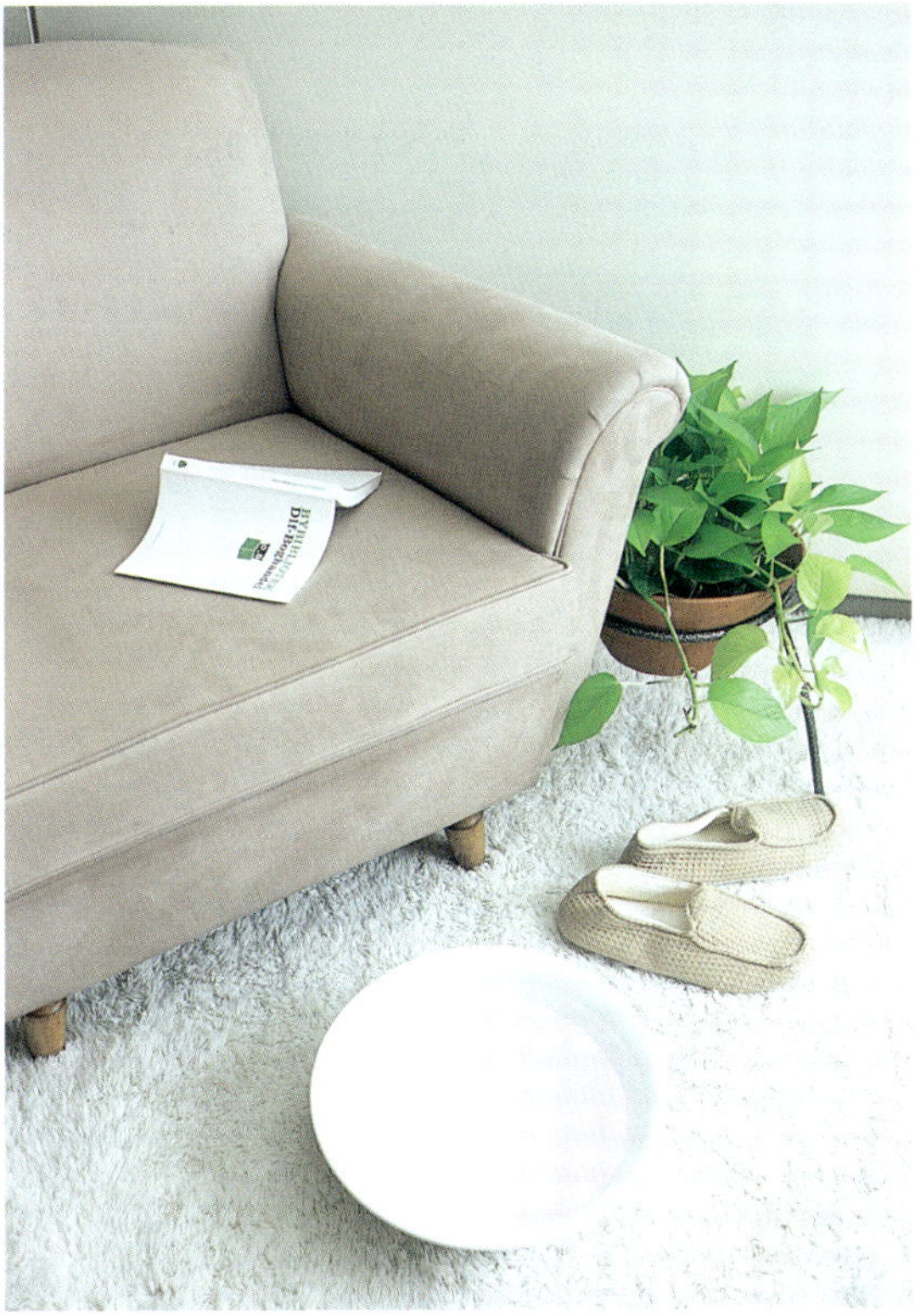
アロマオイルを入れれば香りも楽しめます。熱湯入りのポットをそばに置き、冷めたら足しましょう

入浴前後の過ごし方

長湯するときは水分補給を忘れずに。

半身浴のようにぬるめのお湯にゆっくり入る場合は、十分な水分補給が必要です。長時間入浴するとどんどん汗をかき、そのまま水分をとらずにいると脱水症状を起こします。水分が不足した体は汗が出にくくなり、体温調節ができなくなったり、血小板が凝固して血液濃度が上がったりして危険です。

長湯のときは、入浴の前後だけではなく、入浴中にもにしっかり水分をとりましょう。ミネラルウォーターやスポーツドリンクのほかに柑橘系のソフトドリンクは、水分補給だけでなくさわやかな香りによるリラックス効果も期待できます。体を芯から温めたいときは、温かいハーブティーなどがおすすめですが、冷たい飲み物がよければそれでもよいでしょう。

お風呂豆知識・・・・7

浴衣

人は何のために入浴するのでしょうか。

入浴の意味や目的は、時代によりさまざまに変化しています。古代の入浴は、体を清潔にするという保健衛生的な意味よりも、むしろ沐浴することによって心身を罪やけがれからきよめるという宗教的な要素が濃く、麻衣を着て入浴しました。この麻衣が湯帷子（ゆかたびら）と呼ばれ、浴衣（ゆかた）に転化しました。

湯帷子は、入浴中に体を洗ったり入浴後の体を拭くためのもので、手拭いに対して身拭いともいわれました。やがて生地は麻から木綿地となり、用途も入浴後の汗取りとして着られるようになりました。とくに、粗い木綿の手拭い生地でつくった浴衣は手拭い浴衣と脱衣室の洗面化粧台下などに飲み物専用の小さな冷蔵庫を置いておけば、お風呂に冷えた飲み物を持ち込むことができますし、のぼせ防止のために額や首に当てる保冷枕や、劣化しやすい化粧品や薬の収納庫としても重宝します。車用などのごく小さな冷蔵庫なら安価で場所もとりません。

間髪入れず乳液で保湿を

肌は角質層というバリヤーに覆われているため、水分も蒸発しにくいのですが、入浴後の肌は、角質層にある皮脂膜の一部が取り去られ、バリヤーが弱くなっています。そのため、あっというまに水分が蒸発してしまうのです。

入浴後は、体の水滴や汗を拭き取ったらできるだけ早く肌を保湿することが大切。ドライヤーで髪を乾燥した後などでは遅すぎます。効果の高い保湿方法については、各化粧品がさまざまな提案を行っていますが、エステティシャンの照内洋子さん（54ページ参照）によると、保湿には浸透のよい「乳液」を塗るのが効果的だそうです。

肌の水分とは、肌の深部から汲み上げられてキープされる体内水。つまり、栄養分と脂質です。それを逃さないようにするためには、化粧水ではなく、やはり脂質を含んだ乳液を補わなければなりません。しっとりタイプやみずみずしいタイプなど、い

呼ばれました。

現在の浴衣は、木綿の浴衣地でつくられた単衣の着物。湯上りのくつろぎ着や夏の夕方の散歩着として愛用されています。最近は、若い女性の間で人気が高まり、大きな花火大会がどこかで開催される日などは、街中でも浴衣姿を多く見かけます。

しかし、こういう歴史を持っている浴衣ですから、素肌に着て半幅帯（男性は兵児帯）を締め、素足に下駄ばきがきまりです。足袋や草履は常識知らずとなります。

ろいろな感触があるので、肌性や使用感で選んでもよいでしょう。バリヤー機能が健全であれば、肌を柔らかな状態なので、あとから使う美容液や栄養クリームなどの浸透も高まります。

また、入浴後の汗はすぐに拭き取りましょう。放っておくと、汗の蒸発時に肌の水分も一緒に蒸発し、乾燥しやすくなります。汗をかいた肌に汚れが付着すると、トラブルの原因にもなってしまいます。

皮膚年齢の若さを保つためには、空気が乾燥した季節にかぎらずつねに入浴後や洗顔後に保湿のための乳液が必要です。これを怠ると、肌の乾燥が強まり、肌の老化に悩むことになります。

バスローブや浴衣のすすめ

湯上がりの汗は、出るにまかせてまめに拭き取りましょう。

夏など、湯上がりに汗が止まらないときに、クーラーで冷えた部屋で過ごすのは一見極楽のようですが、これはおすすめできません。体が発汗によって自力で体温調節しようとしているところに、汗を無理やり止めてしまうと、自律神経がうまく働きません。さらに、汗とともに排出されようとしていた疲労物質などの老廃物が体に溜まったままになってしまうからです。

また、汗は、自然に乾燥させるとたんぱく質や脂質や老廃物が体についたままになり、体臭の原因になってしまうだけでなく、蒸発するときに肌の水分も一緒に奪ってしまい、皮膚が乾燥する原因になります。汗は、できるだけ出して、どんどん拭き取るのがベストです。

しばらくバスタオルを体に巻いたままでいる方法もありますが、それでは首から背中にかけての汗や髪の毛から水滴が肩に滴り落ちて気分がよくありません。もっとも理想的なのは、汗がひくまでバスローブや浴衣など吸湿性のよいものを羽織ることです。長めのTシャツでもかまいませんが、前開きタイプのものでないと脱ぎ着が面倒ですし、首回りが濡れて不快です。

また、冬の湯冷め防止にもバスローブや浴衣が重宝します。

湯冷めしないためには、入浴後、体についた

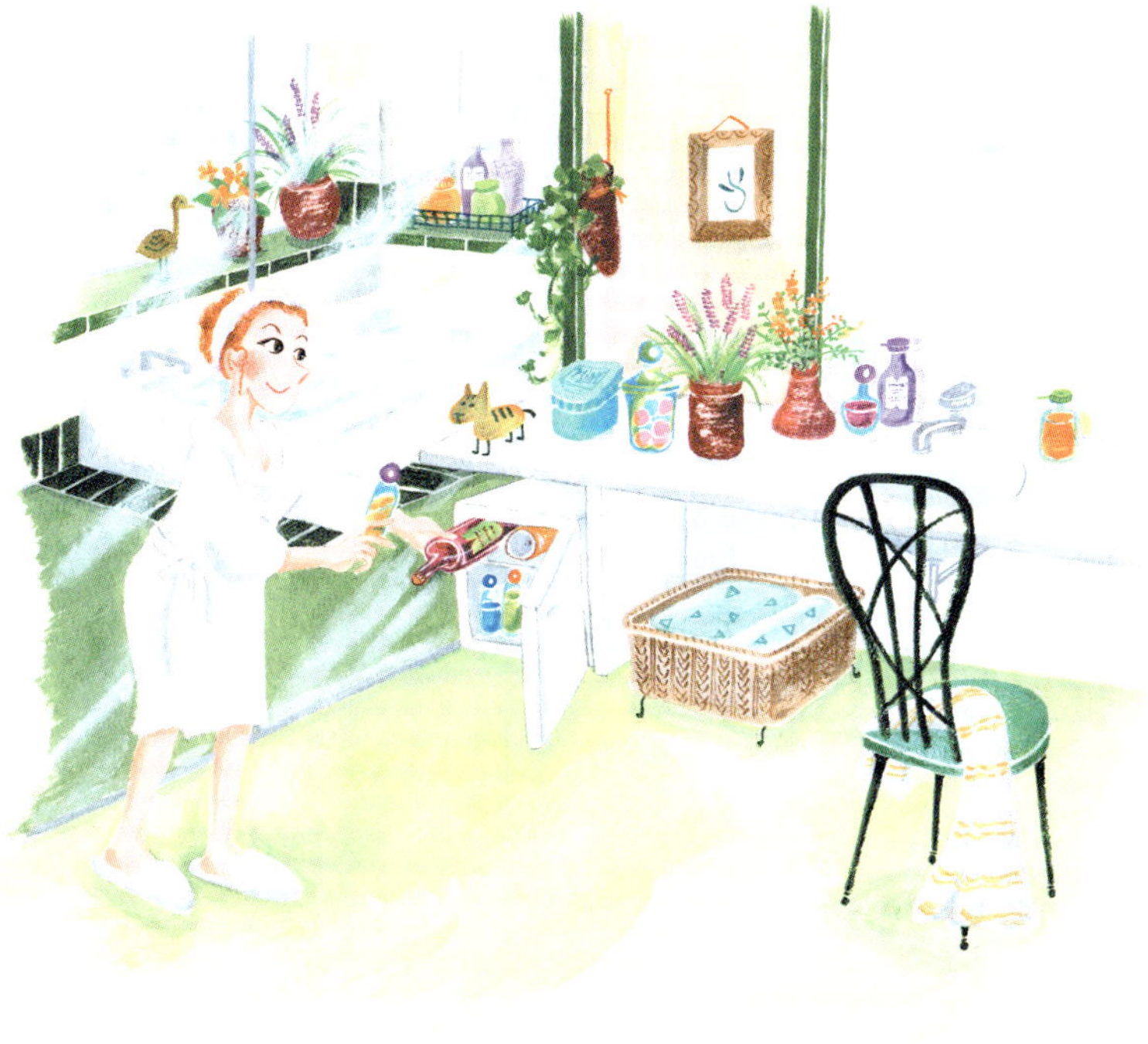

冷蔵庫があれば、保冷枕や飲み物、薬のほか、入浴剤用のハーブや果物なども入れることができる

水滴をできるだけ早く拭き取ることを心がけてください。

体についた水滴が蒸発するとき、気化熱が奪われるので体が冷えます。とくに背中は、冷やすと風邪をひきやすいといわれています。できるだけ早く拭くことが大切ですが、実際は、もっとも拭き残しがちな部分です。拭いたつもりでもタオルが十分に届いていないことが多く、水滴が残ってしまいがちだからです。背中の水滴をもっとも効率よく楽に拭き取るには、すぐにバスローブか浴衣を羽織ることです。

バスローブをパイル地のガウンのように思っている人もいますが、これは違います。西洋式の浴衣であり、羽織れる形のバスタオルです。つまり、入浴後の汗や水滴を拭き取り、清潔に保ったり湯冷めを防いだりしてくれる道具なのです。

入浴後、バスローブの表側かタオルで軽く体の水滴を拭き取ってから、すぐにバスローブなどを羽織ってみてください。湯冷めを気にせず、落ち着いてドライヤーで髪を乾かしたり、乳液をつけたりすることができます。ただし、脱衣所を出た後も湿ったバスローブをいつまでも着たままでいると、かえって体を冷やしてしまうことになりますので気をつけましょう。

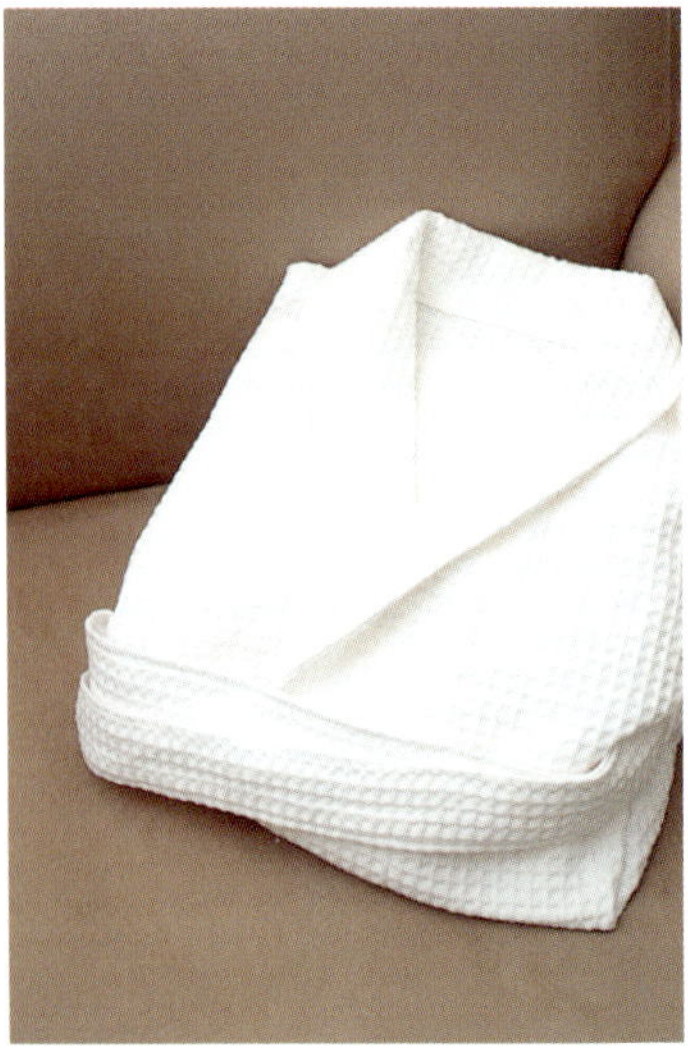

夏におすすめのワッフル地のバスローブ。
保湿性は低いが、かさばらず洗濯がラク

第２章

お風呂の基礎知識

「いい湯だな」の7つの原則

頭に濡れ手ぬぐいを乗せ、湯口のそばの熱湯に首までつかって我慢をしているご老人、ぬるめの薬湯に手足を伸ばしておしゃべりに花を咲かせているご婦人たち、せかせかと洗ったかと思うとさっと出ていくカラスの行水タイプ……。温泉地のお風呂でよく見かける風景です。

一口にお風呂好きの日本人といっても、入浴スタイルはさまざまです。毎日入るお風呂。どう入ってもいいようなものですが、実は、入り方しだいで入浴効果は驚くほど差が出ます。

知っているようで知らないのが入浴の基本。ちょっとした心がけと注意でより安全・快適なお風呂が楽しめます。体と心をよりリラックス、リフレッシュするために効果的な入浴法を知り、積極的に取り入れることをおすすめします。

入浴の手順――効果的な6つのポイント

お風呂の入り方は人によってさまざまでとくに決まりはありませんが、いくつかコツを紹介します。湯船につかる前にあらかじめ体に「かけ湯」（シャワーでも結構）をして、体を湯温になじませましょう。家族で共用するお風呂では軽く汚れを落とすのがエチケットでもあります。

ただし、本格的に髪や体を洗うのは、お湯につかって汗をかいた後のほうが汚れが浮き出ているので効果的です。

シャワーは最後に。シャワーでマッサージをした後にお湯につかると、血液やリンパ液の流れがせっかくよくなったところに余計な水圧がかかって、効果が減る可能性があります。

上がり際には「手足にかけ水」を。手足の先には太い血管が流れています。したがって、手足の温度が高いと、そこから体温全体が高いと判断し、熱をどんどん放散しようとしてしまいます。お風呂から上がるときは、手や足に水をかけて冷やし、せっかく芯まで温めた体が湯冷めしないようにしましょう。

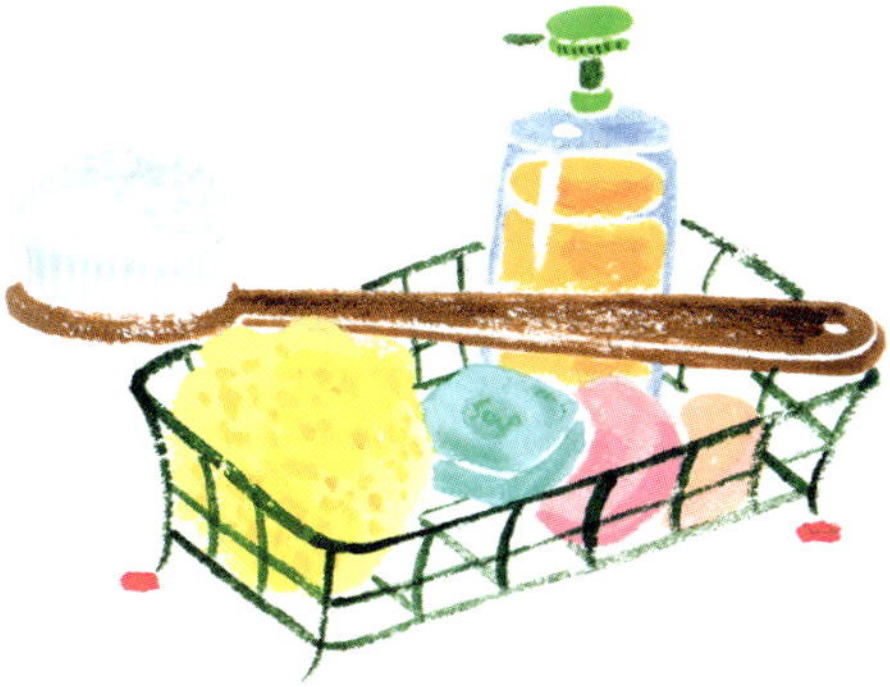

●入浴手順のポイント

①お化粧をしている場合は、入浴前に落としておく
②体全体にお湯をかけてざっと洗う（足から順に）
③お湯につかる
④髪や体を洗う（湯船で汗をかいた後のほうがよい）
⑤お湯につかる（④でマッサージを兼ねた場合はそのまま上がる）
⑥シャワーでマッサージ
⑦手足に水をかけて上がる

1 湯温 【40℃が分かれ目】

入ったとたんに肌がピリッとするような湯温（多分42℃以上でしょう）でないと入った気がしないという人もいれば、ぬるめのお湯が好きという人もいます。

湯温は40℃を境に目覚め効果とリラックス効果が分かれますので、上手に使い分けしましょう。

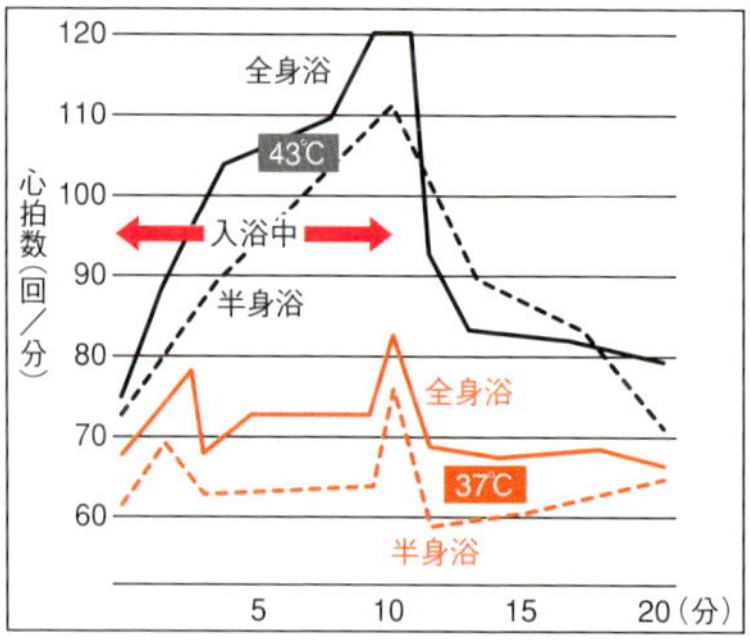

湯温と心拍数
43℃では、入浴時に心拍数が大きく上がる。
37℃では、変化は少ない／日本温泉療法医会会長 植田理彦による

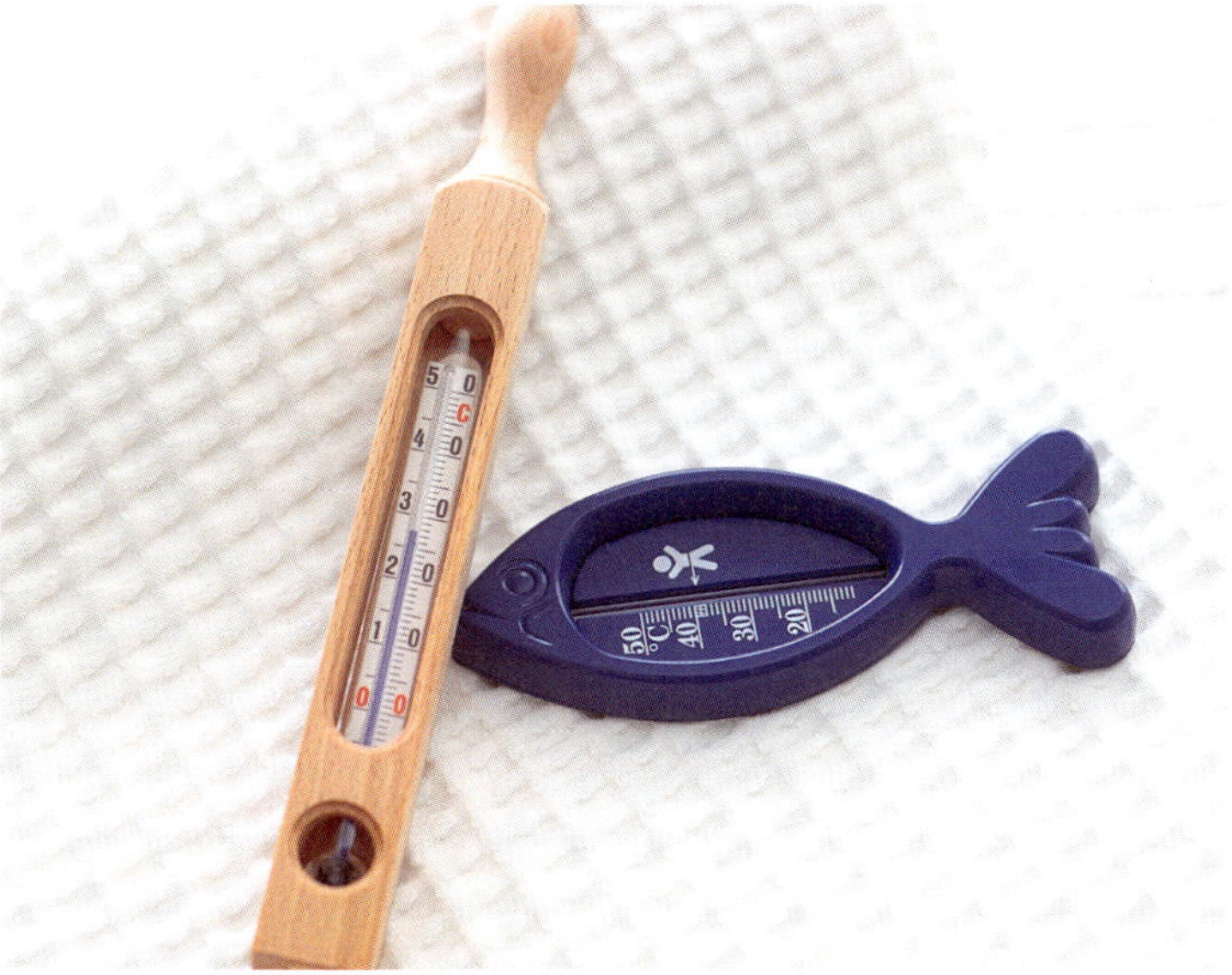
お風呂用温度計を使って湯温をはかってみましょう

40℃より高いお湯につかると、交感神経が刺激され優位に働き、血管を収縮させ神経を覚醒させます。このため体は緊張し、心拍数は上がり、血圧は上昇し興奮状態になります。これは、いわばストレスを与えられた状態なので、長くは入っていられません。したがって、高めの湯温（42℃ぐらい）は目を覚ましたり、気分転換を図りたいとき、またはツボを刺激したいときのシャワーに適しています。

一方、40℃より低いお湯の中では、副交感神経が働きます。副交感神経は、体と心をリラックスさせる効果があります。37〜40℃の湯温では、血管は拡張し、心拍数を急激に上げることもないので、長くお湯につかることができます。このため、緊

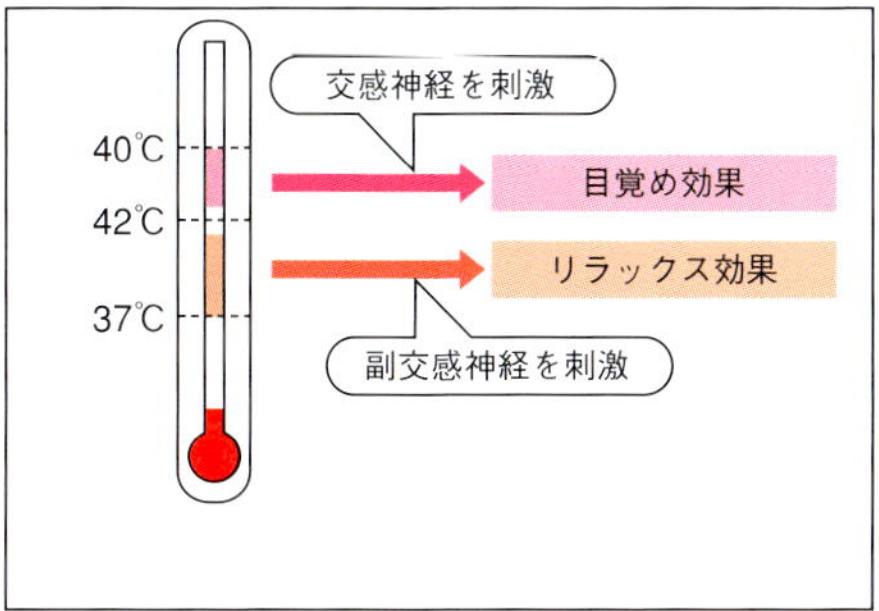

お風呂の温熱効果
湯温は自律神経に影響する

張はほぐれ全身の血行がよくなり、負担をかけず体の芯まで温まるのです。やすらかに眠りにつきたい夜の入浴は、ぬるめのお湯で長めに入浴するのが効果的です。ちなみに、心拍数などの生体機能にもっとも影響が少ない湯温は体温に近い35～38℃です。ただし、リラックスできる湯温は季節や地域によって異なり、個人差もあります。日ごろから自分に合った湯温を知っておくことも大事です。季節ごとに浴室用温度計で測っておくのも賢い方法です。

全自動給湯器を使っている場合は、バスルームのリモコンに湯温が表示されているはずです。しかし、この温度表示は2℃くらいの誤差は許容範囲のうちですから信じきってはいけません。やはり湯温温度計で測定しておくことをおすすめします。また、冬場は、冷えた体で浴槽につかると湯温は下がります。その後の温度の変化も確かめておきましょう。

2 湯量 【体に無理がないのは「みぞおちまで」の湯量】

どっぷり肩までお湯につかると、ふわっと体が浮き、ウエスト回りや脚が引き締まって細くなったような気がします。これは、水圧によって体が収縮するために起こるものです（やせたわけではありません）。水圧は、深くなるほど大きくなり、10mで

1気圧増えます。数十cmの深さしかない浴槽では水圧の影響はたいしたことはなさそうですが、それでも、肩までつかった場合は、ウエスト回りは3～5cm、バストは1～2cmも収縮するほど水圧がかかります。

水圧によって腹部が圧迫されると、みぞおちのあたりにある横隔膜が押し上げられるため、肺の容積が少なくなります。すると、肺に取り込む空気の量が少なくなり、息苦しくなります。同時に、血管やリンパ管も圧迫され、血液やリンパ液がいっせいに心臓に戻るため、心臓に大きな負担がかかります。中高年層や心臓や呼吸器にリスクをもっている人にとっては、このような入浴法は危険をともなうこともあります。しかも、こういう状況では、長い間お湯につかっていることもできませんし、リラックスすることもできません。

体に無理がかからない湯量は「みぞおちまでの深さ」。下半身だけお湯につかる「半身浴」がおすすめです。心臓や肺などがある上半身には水圧がかからないので、肩までつかる全身浴とくらべると、ストレスがかからずリラックスできます。また、苦しくないのでゆっくり長湯できるので、体の芯まで温まることができます。

ただし、若い人が心臓を鍛えたいときには、半身浴よりも肩までつかるほうが効果的でしょう。また、肩こりを早くしずめたいときも、直接肩をお湯につけたほうが効果的です。体を横たえて入れる西洋式の浅くて長いバスタブなら、体に負担をかけずに肩までお湯につかれるのでおすすめです。

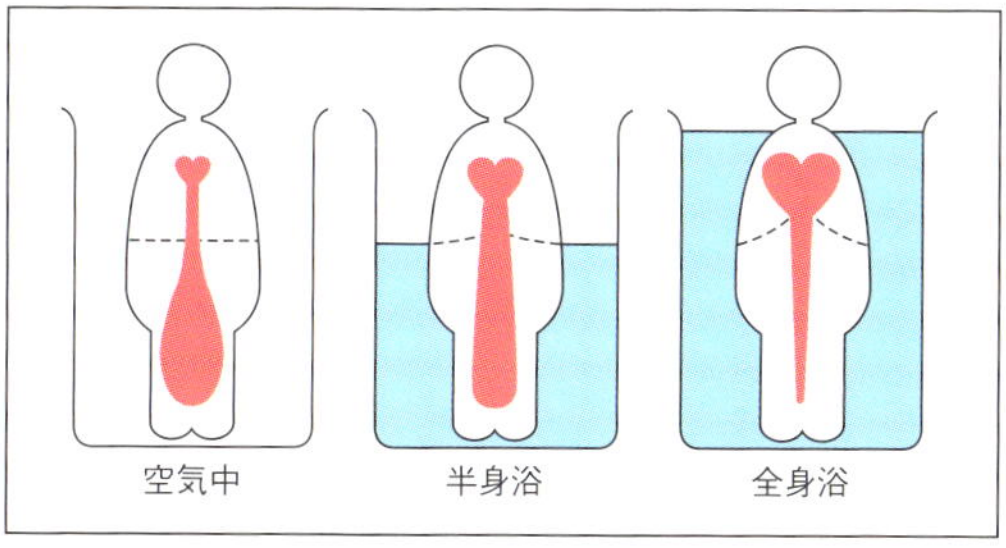

静水圧の心機能に及ぼす影響
半身浴では血液の分布が均等になる
／ガウアの様式図を一部改変

3 室温

バスルームを快適温度に

「ぬるめでゆっくり入浴」するためにも、朝、短時間でシャワーを浴びるときにも、バスルームの室温は大事です。夏にゆっくりお湯につかるときは、換気扇を回したまま入ると快適です。冬の冷えきったバスルームでは、ぬるめでゆっくり入浴したために風邪をひいたり、修行のようにつらい思いをするなど、リラックスとは逆効果になったりします。

とくに、みぞおちぐらいの深さのぬるめのお湯につかる半身浴は、室温が重要なポイントになります。寒いときには、肩にタオルをかけましょう。入浴前から入浴後までの血圧の変化を調べると、室温の低い脱衣室で脱ぎ、冷えきったバスルームに入るのは、ストレスが増すばかりではなく、危険でもあります。本来の入浴効果を得るためには、脱衣室、バスルームの温度をほぼ一定に保つこと、湯温と室温の調和が大事です。季節や個人差もありますが、一般的に室温は22℃ぐらいが適当だといわれています。

最近は、バスルーム用の暖房施設や器具が充実して、バスルームのリフォームをしなくても後付け設置できるタイプもあります。暖房機がない場合は、入浴前に最高温度のシャワーをバスルーム全体にまんべんなくかけて温めてください。バスタブにお

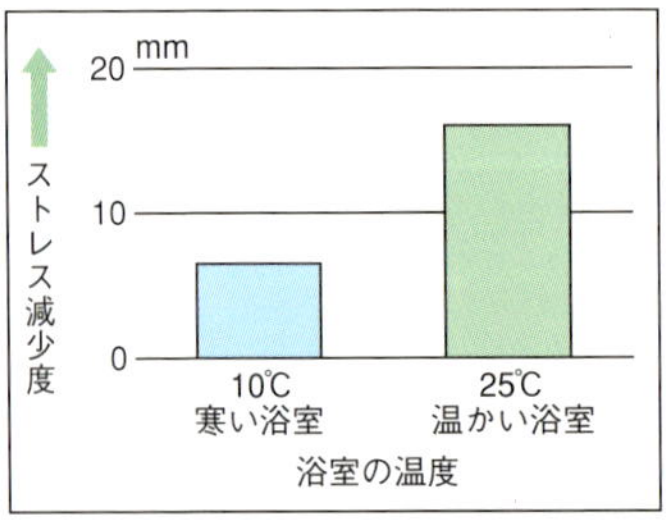

半身浴時のストレス減少度（VAS法）
浴室が寒いとストレスが減りにくい／東京ガス都市生活研究所調べ

湯を張るときに、バスタブのふたを開けたままシャワーで熱いお湯を入れるのも工夫のひとつです。バスルームの温度が低いと、湯温もあっという間に下がりますが、入浴前にかならず湯加減をチェックすることを忘れないように。

脱衣室の室温調節にヒーターやストーブなどの暖房機を利用する場合には、火事ややけどにご注意ください。

4 時間 【温度と深さによって調整】

入浴時間は、湯温や入浴スタイルによって違います。体がじんわり汗ばんできたり、肌がほんのり赤くなってきたら、血液が体中をくまなくめぐって、体が芯から温まっている証拠です。そのようなタイミングでお湯から上がると体への負担が少なくてすみます。37～40℃のぬるめのお湯にみぞおちまでつかる半身浴の場合は20～30分が目安です。ただし、朝の入浴のように体を芯まで温めてくつろいではいられないときは、これより早めに出るようにしましょう。

40℃以上のお湯に肩までつかる場合は、脈拍が上がりすぎない3～10分が適当でしょう（湯温が40℃なら10分以下、42℃なら3分以下）。心臓が強い若い人で、とにかく血行をよくしたい場合は、3分くらいの休憩をはさんでこの入浴法を3回繰り返す

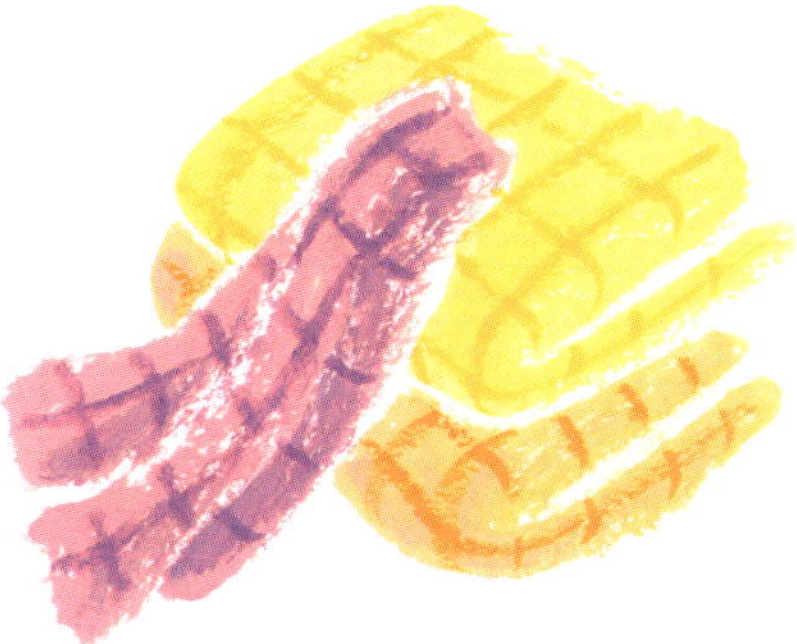

「高温反復浴」も効果的です。新陳代謝がよくなるので、最近はダイエット効果のある入浴法としても人気です。でも、かなり疲れるのでリラックスには向きません。

5 タイミング
【食事の前後、運動の後は30分以上あけて入浴】

食べたものを消化吸収するときは、胃や腸など消化器官に血液が集まります。ところが、食後すぐに入浴すると、血行がよくなり胃や腸に血液が集まらず消化不良になってしまいます。また、激しい運動の後も筋肉に血液が集まるため、しばらくは入浴せずに安静にしたほうがよいでしょう。

また、少なくとも就寝の1時間前には入浴を終えることも大切です。

1998年の文部科学省の調べによると、日本人の5人に1人は睡眠障害をもっているといわれます。「眠りたいのに眠れない」のは大きなストレスです。入浴法と睡眠は深い関係があります。快適な眠りにつくために、入浴を上手に利用してください。

足利工業大学の小林敏孝教授（睡眠学）の研究によれば、快適な睡眠に入るためには、眠りにつく3時間前に入浴をすませておくことがベストだそうです。人は、体温が下がりはじめるときに眠くなる傾向があります。したがって、入浴や運動によって体温を一時的に上げておくと、体内で冷却しようという機能が働き、入眠が早くなり、

お風呂豆知識…9

バスタオルの素材

バスタオルの素材というと、普通の木綿のパイル地を想定する方が多いことと思います。

パイル地の中でも、アメリカ製に多いビロードのように肌触りのよいものや、毛足がやや長くざっくりしたホテルタイプなどは、丈夫で風合いを長く保つことからも、昔から人気がありますが、その一方で、洗濯するときに少々かさばり乾きにくく、敬遠する人もいるようです。

夏場の湿度が高い日本では、洗濯のしやすさや乾きやすさは、清潔さにも直結するので重要です。

そのため最近は、肌触りがよい上に軽くて乾きやすいワッフル地やガーゼ素材の人気が高まっています。これらの素材のものは、サ

睡眠深度も深くなるというわけです。リラックスして熟睡するためには、就寝直前の入浴は避けたほうが賢明です。

また、酔っているときの入浴は避けましょう。アルコールを飲むと脈拍が増えて血圧変化が起こりやすくなるうえに体温の調節機能は鈍くなります。また、血中水分も不足しがちになっています。そのため、入浴による温熱や静水圧の刺激がさらに加わると非常に危険なのです。

6 浴室の色

【入浴目的によって小物の色を変える】

色が神経におよぼす影響はとても大きいのです。

例えば体温に影響を与える。早く温まりたければ暖色系、真夏など暑さを避けたい季節は寒色系のインテリアが適しています。

また、色は心にも大きな影響を与えます。

色の好みは人によって違いますし、同じ人でもそのときの体調や精神状態で同じ色が快・不快に感じられます。赤やグレーなどのタイルは一見おしゃれのようですが、赤は挑発や興奮、黒は疲労を連想する人が多いので、やすらぎたいときには適当とはいえません。

イズが限られていますし、ガーゼ素材はやや寿命が短いように思われます。

イタリアでは吸湿性、乾きやすさ、丈夫さともに抜群のリネン（亜麻）の平織りが、テーブルクロスやシーツ等と同様に、バスタオルでも愛されていますが、美しく使うにはアイロンをかけなければならないのが難点です。

理想のバスタオル素材は「①吸湿性が高い②肌触りがよい③扱いやすい④洗濯しやすく乾きやすい（＝清潔さを保ちやすい）⑤くたびれにくくて丈夫」の5点を満たしたものだと思いますが、すべてを100％満足させてくれるバスタオルは、なかなか見つからないものです。

多くの人がリラックスすると感じるのは、やすらぎ入浴（26ページ参照）で紹介したようにパステル系。そのなかでも、気持ちをしずめたいときはペールブルーや淡いグリーンなどの寒色系、憂うつな気分を盛り上げたいときにはベビーピンクやシャーベットオレンジなどの暖色系が効果的です。また、目覚めのシャワータイムには、朝の光の色に近い黄色や元気が出るオレンジなどが効果的です。

そのときどきの気分に合わせて色を効果的に使うには、バスルームの設備ではなく気軽に変えられる入浴剤やタオル、ブラシ、石けん、シャンプーなどの小物類で。カゴなどに、「朝用」「やすらぎ用」など小物を分けてセットしておき、脱衣所の収納に入れておいて、入浴時にカゴごと持ち込んではいかがでしょうか。もちろん、気分にかかわらず好きな色があれば毎回無理に変える必要はありませんが、ときどきは気分転換のためにも模様替えをしましょう。設備はホワイト系などの主張の少ない色にしておくとよいでしょう。

7 音・香り
【好きな音楽や香りでヒーリング】

好きな音楽を聴きながらバスタブに身をゆだねているひととき……。これ以上のヒーリングタイムはありません。音楽には、ストレスホルモンを低下させ、副交感神経

お風呂豆知識…8

バスタオルのサイズ

最近のバスタオル、「色・デザインや肌触りはいいけれど、サイズが小さめ」とか「肥満気味なので、おなかの前ではだけてしまう」という声を耳にします。そこで、手元にある何種類かのバスタオルのサイズを測ってみると、市販のバスタオルは、長辺が116、124、128、132㎝で、短辺が57、58、78、88㎝とばらつきのあることがわかりました。そして、使い勝手がよく気に入っているバスタオルのサイズは、154×85㎝でした。少々重くてかさばりますが、体はもちろん濡れた髪の水分もこれ1枚ですっかりふき取れます。

バスタオルのサイズは、生産者と販売者の間の約束事として決められています。

の働きを高め、血液を正常化する作用があります。自律神経のバランスがうまくいかなかったり、ストレスが溜まっているときなどは、音楽を聴きながらの入浴は非常にリハビリ効果があるといわれます。入浴の目的やタイミングに合わせて、バスルームでも聴きたい音楽を聴きましょう。

やすらぐための入浴なら、木の葉を揺らす風の音などのヒーリング音楽はもちろん、バスタブの水面を触ったときのしずく音も十分なBGMとなります。モーツアルトやイージーリスニングも結構。また、目を覚ましたいときは、さわやかな音楽やにぎやかな音楽を聴くのもよいでしょう。いつもロックやジャズを聴いていたい人はそれでもかまいません。自分が心からくつろげる音と一緒に入浴してください。

最近は、バスルーム内専用のCDプレーヤーやスピーカーも販売されているので利用するとよいでしょう。目を閉じて音の世界にひたっていると、凝り固まった体と心がほぐれます。

●気分に合わせて簡単アロマテラピー

香りは、気分を高揚させたり沈静化する働きをもっています。香りによるリラクゼーション療法（アロマテラピー）は、はるか昔から世界各地で行われ、その効果が実証されてきました。

ある香りを嗅ぐと、その成分が情報となって鼻から脳の中枢に届きます。すると、

日本タオル工業組合連合会によれば、一般的にバスタオルという名称でつくられるタオルのサイズは50～75×100～130㎝、ワイドバスタオルと呼ばれる大判は75～100×130～200㎝。この範囲内であればどんなサイズでもかまわないそうです。

タオルの生産・販売の業界最大手である内野㈱は、普通判のバスタオルのサイズを60～65×120～130㎝、ワイドバスタオルは80×150㎝と決めています。なかでも、「内野タオルギャラリー」シリーズの「無撚糸バニー」という商品は85×160㎝の大判で、体格のよい人や男性に好評だそうです。

ワイドバスタオルは、展示にスペースを必要とするので、デパートやタオルショップの売り場にディスプレーされることが少なく、色やデザインはカタログで判断することになります。

副交感神経が刺激され、香りそれぞれがもっている力を引き出す指令が脳から出され、体や心にはたらきかけます。自然のなかには、いろいろな働きをもった香りがあり、この作用を利用したのがアロマテラピーです。

たとえば、ラベンダー、カモミール、ベルガモットなどのハーブやサンダルウッドは精神を沈静化させます。ストレスの緩和にはジャスミン、レモンなどが有効です。

ハーブの場合は、ハーブティーを5～6人分作って浴槽に注ぎ、1杯分はお湯に浸かりながら自分で飲みましょう。香りがいっぱいに楽しめておすすめです。ゆずやみかんの皮を乾燥させたものを入れても香りが楽しめます。最近は西洋ハーブのエッセンシャルオイルから東洋のお香まで、さまざまな種類の香りが手軽に入手できます。いくつか取り揃えて、そのときの気分に合わせて楽しんでみましょう。

エッセンシャルオイルの場合は、そのままお湯に入れても水と油で分離してしまって混ざりにくいので、3～5滴を入れてよくかき混ぜるか、まずハチミツに混ぜて、そのハチミツをお湯にいれてよく混ぜるとよいでしょう。

また、浴槽に使うのはちょっと贅沢ですが、檜などの木の香りもリラックス効果があります。森林浴でおなじみの杉や檜などに含まれる精油物質には、自律神経に作用して精神を安定させ気分を落ち着かせる働きがあるといわれていますので、洗面器や浴用いすなどを檜製に代えるだけでも効果はあります。最近流行りのアロマキャンドルは、照明としても使えて一石二鳥です。

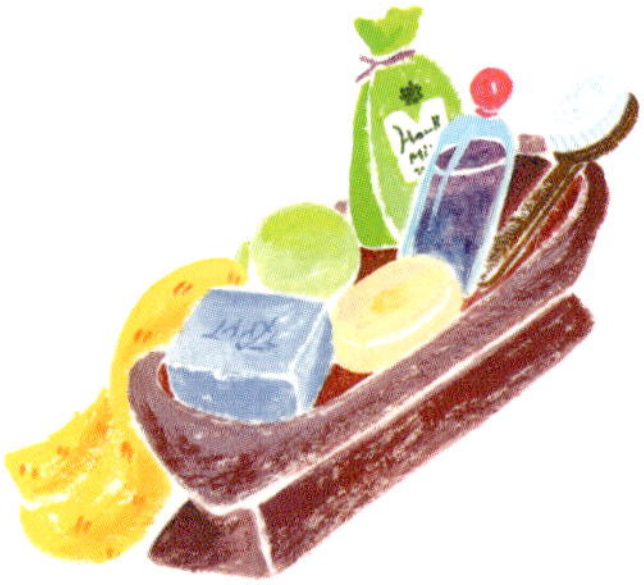

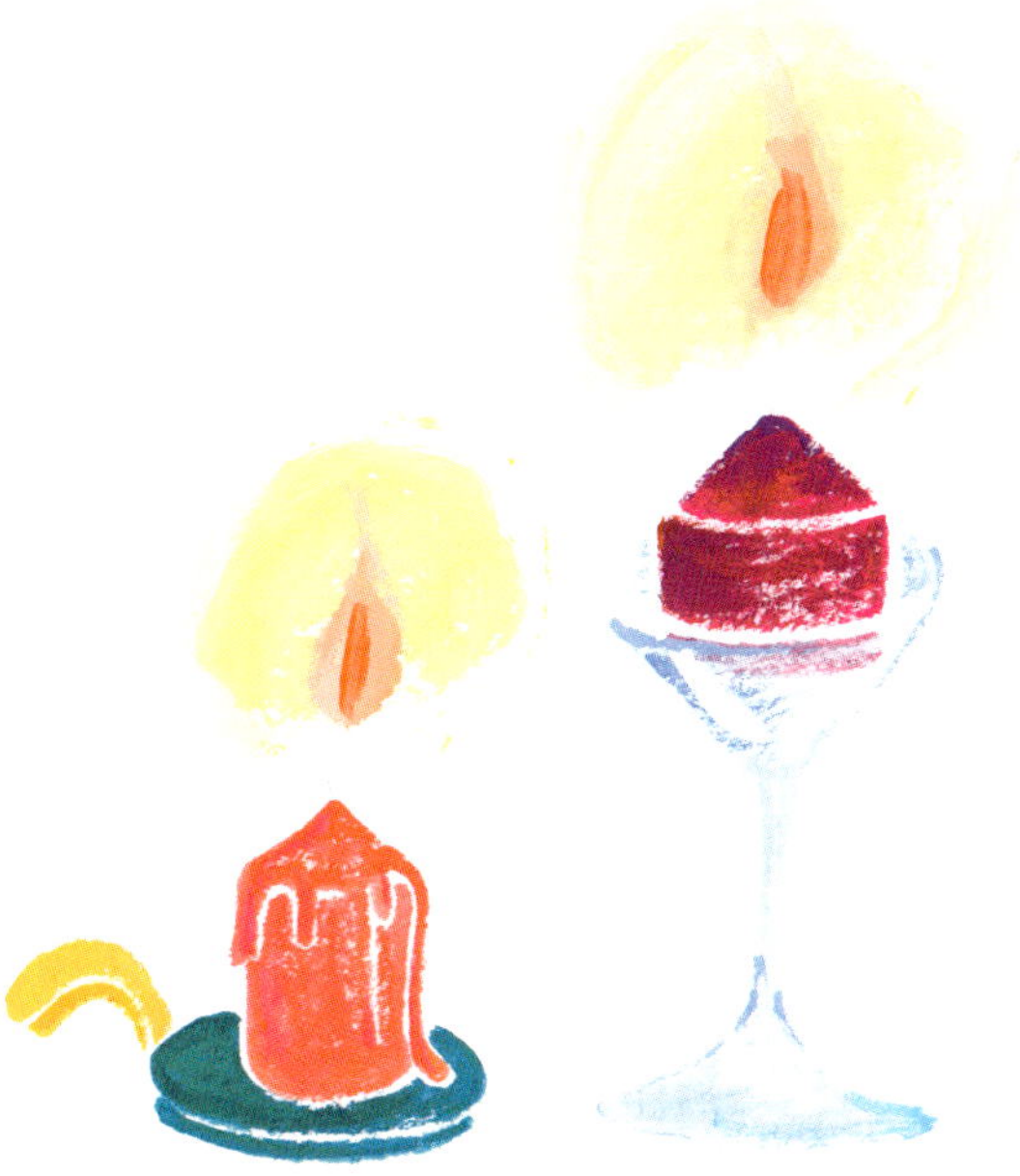

入浴剤の選び方

入浴剤を利用して「やわらかいお湯」をつくる

「某所の名湯はお湯の当たりがまるい」とか「某温泉のお湯は美肌にいいらしい」というように、湯触りを楽しむのも入浴の楽しみのひとつです。

ところで、「お年寄りや赤ん坊にさら湯はよくない」という古くからの言い伝えがあります。たしかに、沸かしたての一番湯は清潔ですが、ピリピリと肌を刺す刺激があります。昔の人は、「お湯が硬い」とか「練れていない」といういい方をします。

こうした刺激感は、お湯に含まれている塩素が皮膚のたんぱく質につくことで起こります。だれかが入浴した後は、すでに塩素がなくなっているかごく少量になっているので、刺激感は感じなくなります。

新湯の刺激感を取り除きやわらかくするには入浴剤を入れてください。入浴剤に含まれるナトリウムやアミノ酸がお湯の塩素と結びついて、刺激感をなくします。入浴剤のなかには、つるつる感、とろみ感、しっとり感、さっぱり感などいろいろの効能をもったものがあります。そのときの肌の具合や気分、季節に合わせて選びましょう。

入浴の目的の重要なものとしては温浴効果（体を温める、痛みをやわらげるなど）と清浄効果（汚れを落とす、皮膚を清浄にする）があります。

入浴剤は、この温浴&清浄効果をよりいっそう高めるために、薬事法に基づいたいろいろな有効成分が配合されています。市販の入浴剤は、パッケージに主要成分が記載されています。目的に合わせた入浴剤を選びましょう。

①温熱&清浄効果を高め、お湯をやわらかくする——無機塩類系入浴剤

主成分は、硫酸ナトリウム、硫酸マグネシウム、炭酸ナトリウム、炭酸水素ナトリウム、炭酸カルシウム、塩化ナトリウムなどの無機塩類。温泉地の名前のついた入浴剤の多くがこのタイプです。

塩類が皮膚の表面のたんぱく質と結合して膜をつくり、体の熱の放散を防ぐために、入浴後の保温効果が高く、湯冷めしにくいという効果があります。また、あせも、ひび、あかぎれなどの予防にも効果的です。

②新陳代謝を促進し、疲れ・痛みを回復——炭酸ガス系入浴剤

主成分は、炭酸ナトリウム、炭酸水素ナトリウムとコハク酸、フマル酸、リンゴ酸

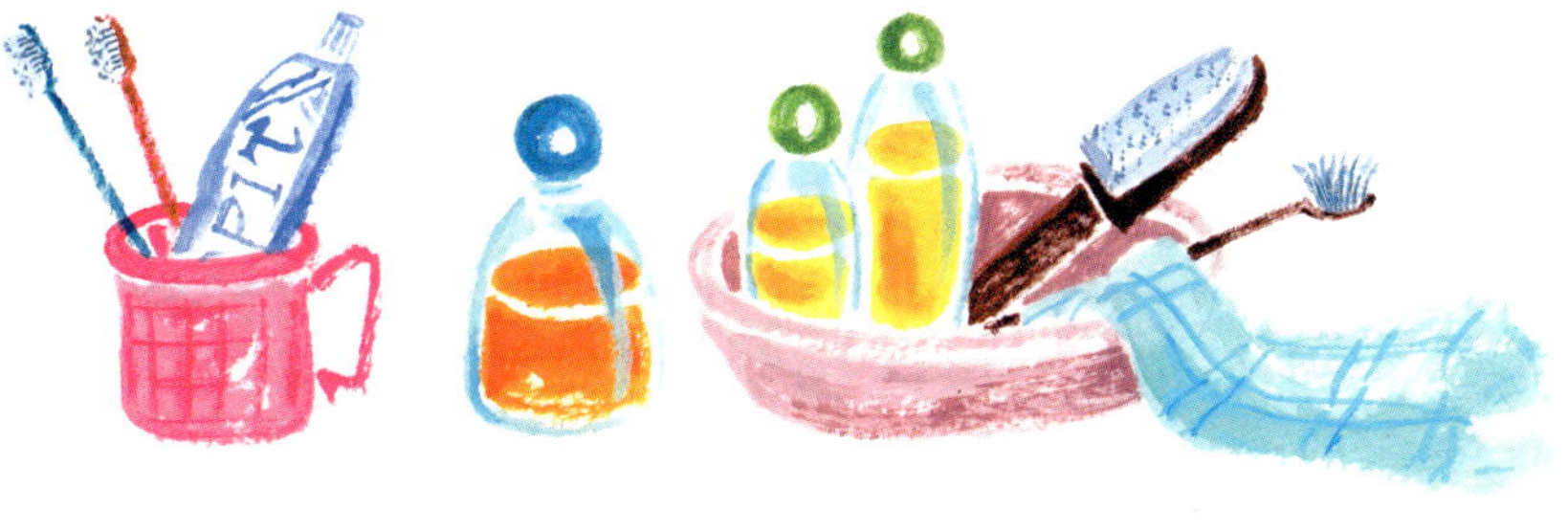

など。

炭酸ガスの血管拡張作用を有効利用した入浴剤です。

お湯に溶けた炭酸ガスは皮膚から皮下に吸収され、血管の筋肉に直接働きかけ、血管を広げます。この結果、末梢血管の抵抗が弱まるので、血圧は下がり、血流量は増え、全身の新陳代謝が活発になります。また、血液が体表面の熱を全身へ運び、体の芯まで温まります。

③血行促進と香りによるリラックス効果——薬用植物系入浴剤

主成分は、センキュウ、トウキ、ボウフウ、チンピ、カミツレ、ハッカなどの生薬。最近、効用が高く評価されている入浴剤で、生薬に含まれている化学成分と香りに特徴があります。

生薬の種類によって異なりますが、血行促進や湯冷め防止効果が認められています。また、独特の香りによるリラックス効果も証明されつつあります。

④清浄効果と入浴後の滑らかな使用感——酵素系入浴剤

主成分は、たんぱく質分解酵素、パパイン、パンクレチアンなどの酵素と無機塩類たんぱく質や脂肪、でんぷんなどを分解する酵素の働きで、皮膚に無理な刺激を与えずに皮膚表面の角質層の汚れを清浄にします。

⑤入浴後の肌はさっぱり、爽快感は抜群——清涼系入浴剤

主成分は、メントール、炭酸水素ナトリウム、硫酸アルミニウムカリウムなどおも

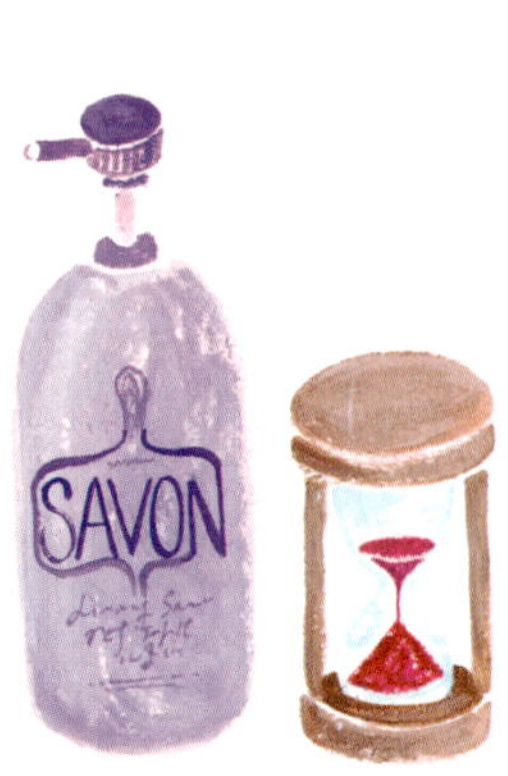

にメントールを配合して涼感を与えたり、炭酸水素ナトリウムなどによって入浴後の肌をさっぱりさせる働きがあります。入浴剤の色は寒色系が多く、視覚的にも清涼感を与えます。

⑥肌はしっとり、すべすべ。スキンケア効果――スキンケア入浴剤

主成分は、セラミド、コレステリルエステル、米胚芽油、スクワラン、ホホバ油、ミネラルオイル、米発酵エキスなど。保湿成分が皮膚に吸着浸透し、スキンケアの働きをします。入浴中の肌は、保湿剤などの薬効が浸透しやすくなっているので、保湿成分は皮膚の角質層内部まで浸透します。このため、入浴後の肌はしっとり、すべすべになります。

入浴前後の体温変化
（湯温41℃に5分入浴）
入浴剤を入れたほうがはるかに温まり効果が高い

さら湯（淡水）浴

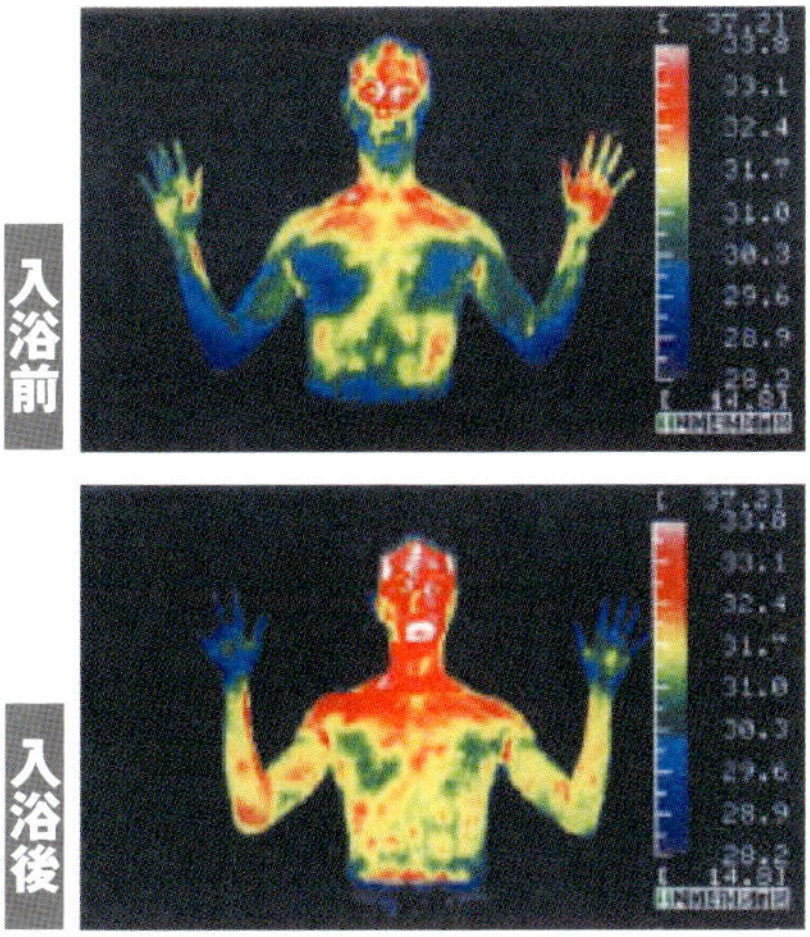

入浴剤浴

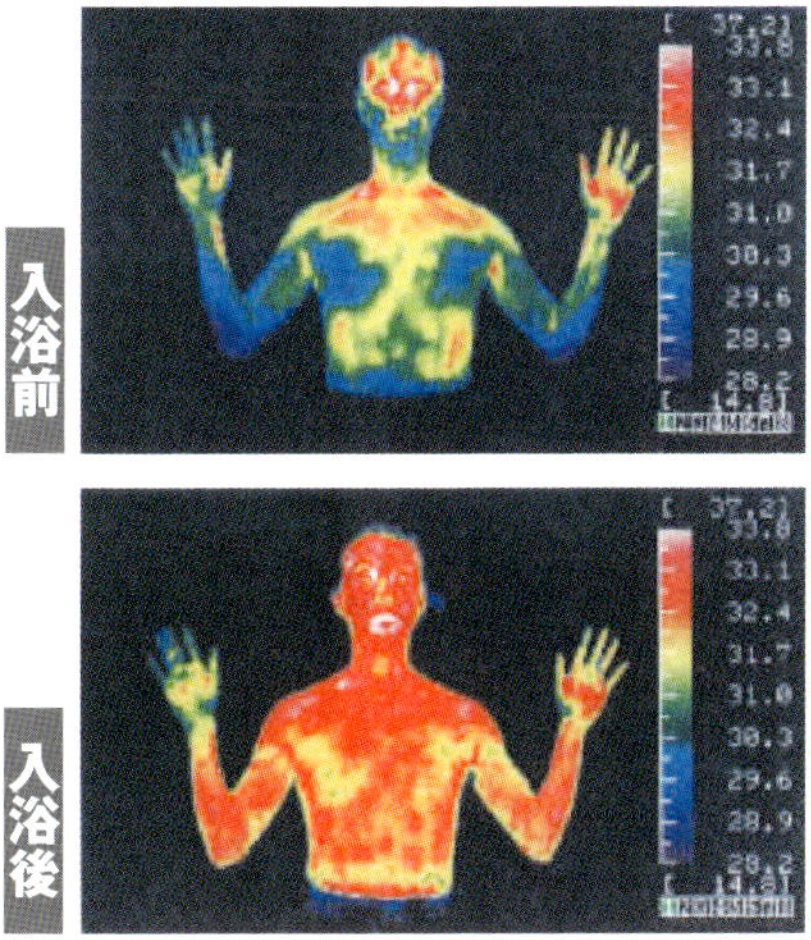

出典：日本浴用剤工業会「入浴剤ハンドブック」

季節を楽しむお風呂

お風呂好きの日本では、ゆったりお湯につかる入浴が基本です。そこにやすらぎを感じるのです。そして、そんなお風呂をいっそう楽しむために、春の菖蒲湯、冬のゆず湯のような自然の恵みを生かした入浴法が、季節の行事や民間療法として伝えられてきました。

こうした昔ながらの「季節のお風呂」は、単なる気分やおまじないではなくたしかな効用があります。植物に含まれた精油などの成分が、皮膚から吸収されたり、皮膚を刺激したりするだけでなく、揮発して鼻やのどから体内に入るからです。

ここでは、東京ガス都市生活研究所の実験で効果が確認された入浴方法をご紹介します。どれも、身近にある季節の植物を使った手軽な入浴法ですからそれぞれの効用を知って上手に利用してください。

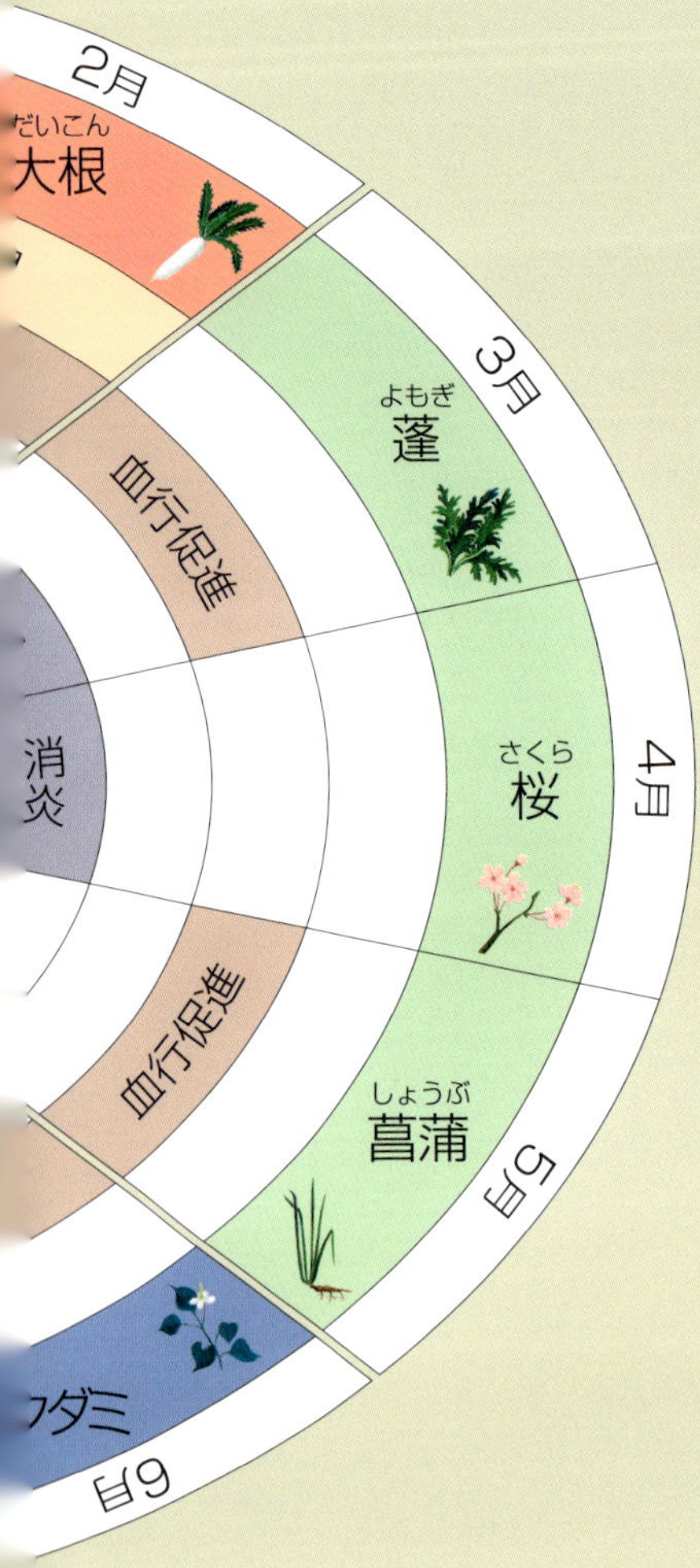

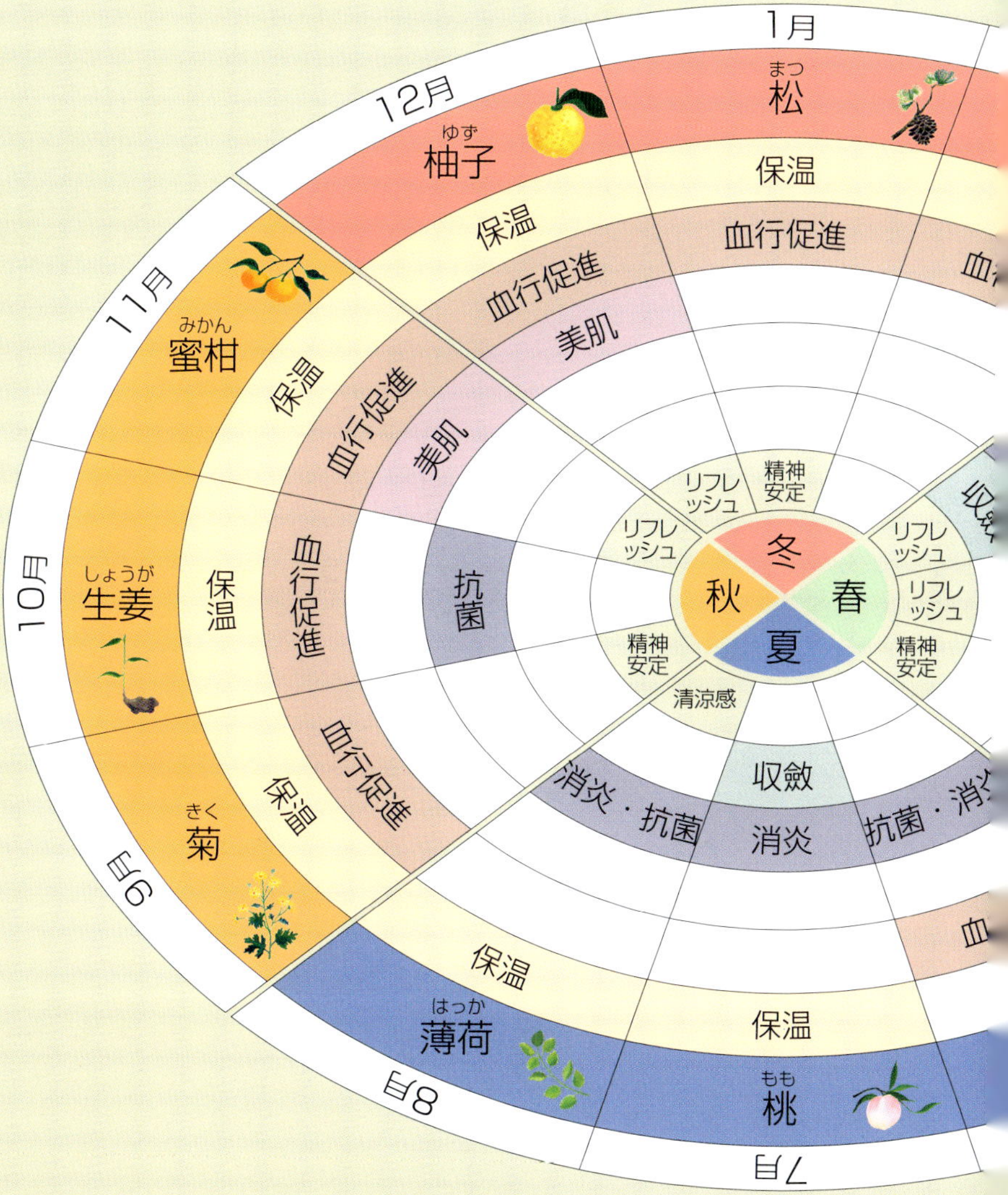

寒い季節は、保温や血行促進、暑い季節は抗菌や消炎効果を持つ植物が多いのが自然の素晴らしさです

季節のお風呂の注意点
◆葉や花、実などは循環口や排水口に詰まらせないように、なるべく袋に入れて使ってください。
そのままお湯に浮かべた場合は、お湯を流す前に取り除いてください
◆天然の大理石の浴槽の場合は、傷むことがあるため使用を避けてください

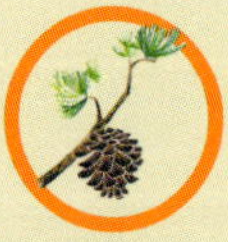

松

1月 血行を促進して疲労回復

門松にもなる松の花言葉は「不老長寿」。新年の最初のお風呂は松湯で始めませんか。

松の葉には、皮膚を刺激し、血行を促進させる精油成分が含まれています。また、松の芳香成分は疲労感を軽くします。このため、松湯は神経痛、リウマチ、肩や腰のこりに効果があり、森林浴を思わせる香りがストレス解消に効きます。

使い方 松の生葉をぬるま湯でよく洗い、樹脂成分を落として15～20分煮出します。煮汁を布で漉してお湯に混ぜます。香りを楽しむなら生葉をお湯に浮かべてもよいでしょう。

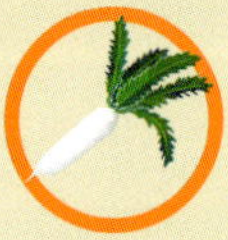

大根

2月 体の芯から温める

大根湯は、昔から冷え性や婦人病治療のために農村で取り入れられてきた民間療法の入浴法です。干した大根の葉にはビタミンA、B1、C、E、カルシウム、鉄、ナトリウムなどのミネラルや葉緑素のほか、塩化物や硫化イオンなどの無機成分が豊富に含まれています。これらが皮膚のたんぱく質と結合して膜をつくり、保温効果を高めますので、冷え性対策やかぜの予防に効果的です。

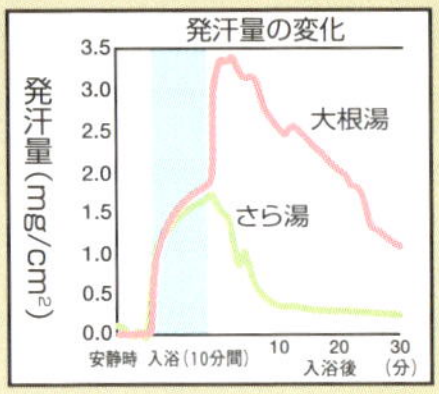

使い方 大根の葉（1本分）を2～10日陰干しにして乾燥させ、細かく刻んで布袋あるいはティーバッグ用の袋に入れ、お湯に入れます。

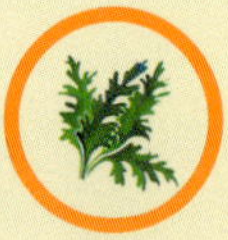

蓬《よもぎ》

3月 疲れをほぐし、血行を促進する

大福や麩でおなじみの蓬は、早春のキク科の多年草です。葉は殺菌・止血収斂作用のあるタンニンのほかに保温・発汗・解熱作用のある成分を含み、独特の香りが邪気を払うとされ、古くから魔よけに使われてきました。最近では、高級エステティックサロンでも使われています。肩こりや腰痛、神経痛などをやわらげる効果があり、香りはストレス解消や安眠に効果的ですが、陣痛促進作用があるため、妊婦は避けること。

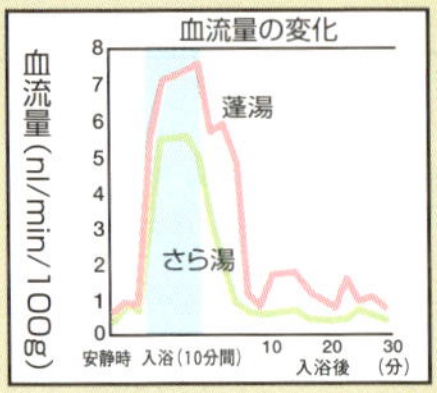

使い方 葉先を20cmくらい5～6本摘み、細かく刻んでから煮汁を布袋で漉し、お湯に混ぜます。

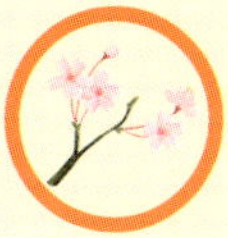

桜

4月 炎症を抑える

桜の季節は、花びらを浴槽に浮かべたくなりますが、花を楽しむだけではもったいない。桜は、樹皮にも薬効があるのです。

樹皮の抽出エキスにはせきをしずめ、たんをとる効果があり、市販の入浴剤にも使われています。

樹皮を煮出した桜湯には、消炎効果があり、湿疹や打ち身などの炎症をやわらげます。

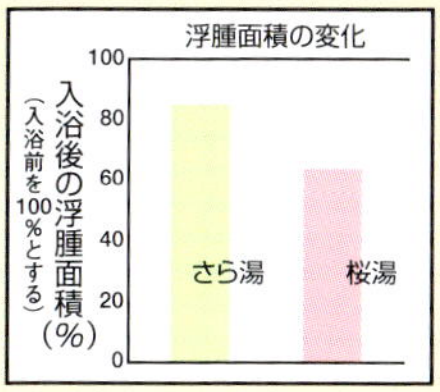

使い方 夏のうちに樹皮を剥ぎ取り、刻んで日干しにします。約50 gを布袋に入れて、水から15分間煮出します。煮汁を布袋ごとお湯に入れます。

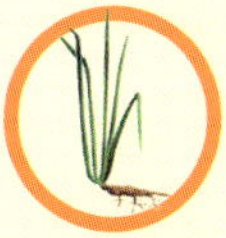

菖蒲

5月 疲労回復とさわやかな気分

薬効のある菖蒲は、太い根茎をもつサトイモ科の植物で、端午の節句に飾る花菖蒲ではありません。

とくに根茎には多くの精油成分が含まれ、鎮痛・血行促進・保温効果があり、腰痛や神経痛をやわらげます。お湯に入れると芳香を放ち気分を引きたてます。

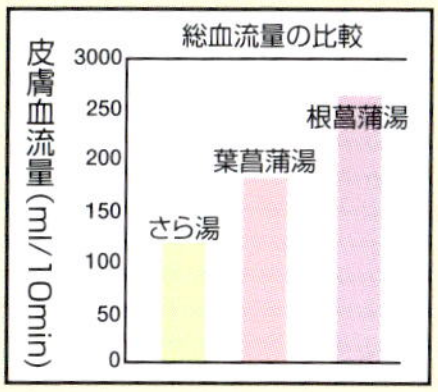

使い方 時季になると市販されるものをお湯に浮かべます。菖蒲を栽培できるなら、冬のうちに根茎を掘り出しておき、ひげ根を取り細かくきざんで日干しにします。使う分（約50 g）だけ煮出して使います。

ドクダミ

6月 独特の臭気に抗菌・消炎効果

ゲンノショウコ、センブリとともに日本三大薬草のひとつです。独特の臭気が敬遠されがちですが、この臭気に抗菌・消炎などの薬効があるのです。

どくだみ湯には、毛細血管を強化し体を温める効果のほかブドウ球菌の繁殖を抑えます。茎や葉を揉んだりすりつぶしてあせもや水虫などの患部に当てると、かゆみが引き、炎症をしずめます。

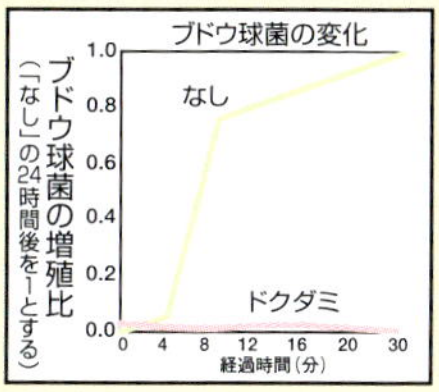

使い方 生葉を水洗いしてから適当な大きさに刻み、布袋に詰めて、浴槽の湯口のそばに置いて揉みだしながら入浴します。

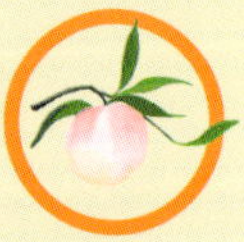

桃

7月 肌のトラブルをやわらげる

桃の葉湯は、日本では古い歴史をもつ薬湯のひとつで、昔は「土用の日は桃の葉湯に入る」習慣がありました。葉にはタンニンなど消炎・解熱効果のある成分が含まれています。

その葉をお湯に入れた桃の葉湯は、あせもや湿疹、虫さされ、日焼けなどの皮膚のトラブルに効果があります。まさに夏にぴったりの入浴法なのです。

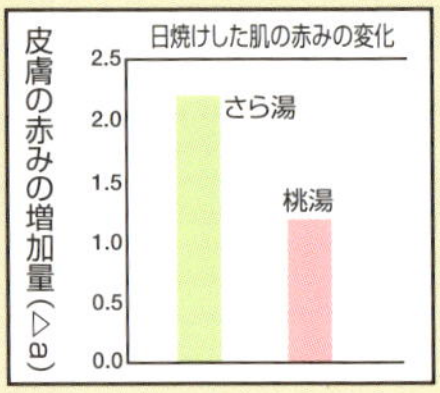

使い方 生葉（30〜40枚）を布袋またはティーバッグ用の袋に詰めて15〜20分煮出し、煮汁ごとお湯に入れます。

薄荷《はっか》

8月 冷え性、夏バテ回復

ハーブでおなじみのミントの仲間です。メントールという成分が多く含まれ、清涼感の強い香りを楽しみます。薄荷湯は、血行促進や保温効果にすぐれているにもかかわらず汗の引きがよく、入浴後の爽快感があります。冷房による冷え性、夏バテ回復などに効果的です。暑い日もシャワーのみで済ませず、薄荷湯につかりましょう。

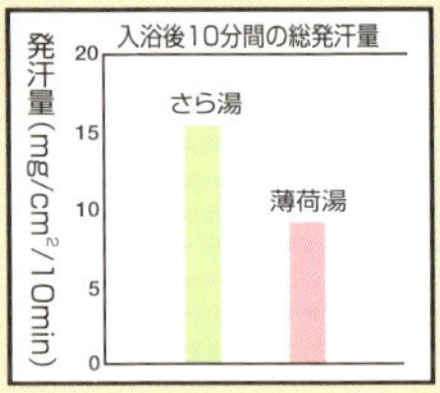

使い方 夏から秋の開花期に葉を摘み取り、陰干しにします。使う分（約30g）を布袋に入れ、上から約2ℓの熱湯をかけて15〜20分蒸らし、袋ごと浴槽に入れます。

菊

9月 抜群の保温効果

陰干しにした花を詰めた 菊湯 で頭痛や目の疲れをとるなど、菊の薬効は古くから活用されてきました。

菊湯に用いるのはリュウノウギクという種類。カンフェンなどの精油成分を含み、皮膚を刺激して血行を促進し、老廃物の代謝を活発にし、痛みをやわらげる効果があります。樟脳よりややおだやかな香りは疲れをほぐします。

使い方 生葉でも市販の乾燥葉でも結構です。約30gを布袋に入れ上から約2ℓの熱湯をかけて15〜20分蒸らし、そのままお湯に入れます。

生姜《しょうが》

10月 体を芯から温める

どの家庭でも常備されている香辛料ですが、漢方薬の代表格のひとつでもあります。辛み成分に防腐・抗菌・抗酸作用があり、消化を助け血行を促進する効果もあります。

生姜湯は、新陳代謝を促進し、体を芯から温め、冷えた表面ヒフの温度を早く元に戻します。風邪の予防に効きます。ただ刺激が強いので、肌が弱い人は避けてください。

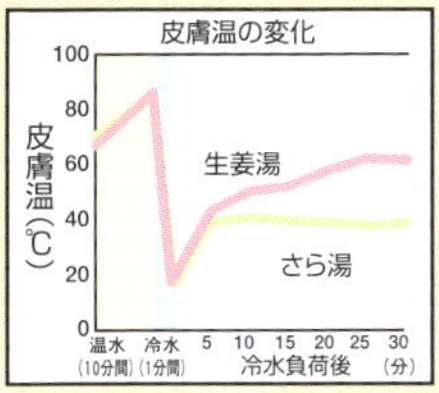

使い方 根生姜（約40～50ｇ）をすりおろし、絞り汁を浴槽に入れます。あるいは、スライスして布袋に入れ、揉みながら入浴すると芳香効果が増します。

蜜柑《みかん》

11月 保湿効果と美肌効果

果皮に含まれるリモネンという精油成分に血行促進の働きがあり、クエン酸やビタミンCが美肌効果を発揮します。

「蜜柑湯で風邪知らず」といわれるように、蜜柑湯に入ると、いつまでも体が温かく湯冷めしません。また、寝つきもよくなり、風邪をひきにくくなります。柑橘類特有のさわやかな香りも楽しめます。

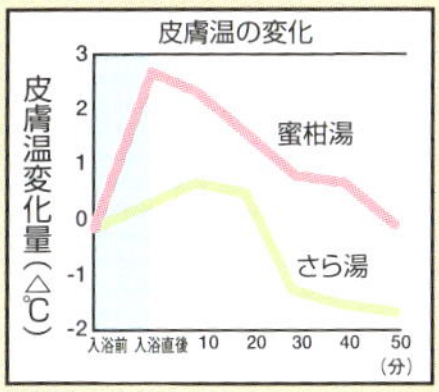

使い方 食べた後の皮を陰干しし、使う分（約20個分）を布袋に入れ、お湯に浸します。皮を干すと、生の状態よりも成分が抽出されやすくなります。

柚子《ゆず》

12月 1年を納める冬至の湯

冬至の柚子湯として、日本人にはもっとも親しまれている季節のお風呂です。皮に含まれている精油成分は、蜜柑と同じく血行促進効果があります。体を芯から温め、新陳代謝も活発にするので疲れや関節などの痛みもやわらぎ、冷え性にも効果的です。冬の乾燥した肌をしっとりさせる美肌効果もあります。寒さきびしい冬至の季節にまさにぴったりの入浴法。昔ながらの習慣は実に理にかなっています。

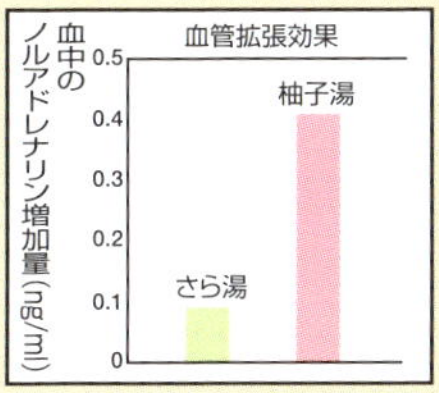

使い方 ゆずの果実5～6個を半分または輪切りにしてお湯に浮かべます。香りも楽しみましょう。

中高年の入浴は「温度差」に注意

浴室と他の部屋の温度差をなくす

世界一お風呂好きな日本人は、入浴中の死亡事故も外国にくらべて圧倒的に多いという事実があります。厚生省の調査（平成6年）によれば、家庭内で起こる不測の事故で死亡した人の3人に1人は入浴中、という結果が出ています。入浴死の原因の多くは、急激な血圧の変化が影響していると考えられ、とくに11月～3月の寒い時期に集中し、年間約1万人が命を落としています。

これはなぜでしょうか。脱衣室や浴室を「寒い」と感じた瞬間に血圧は上がり、その冷えきった体で熱いお湯につかると、今度は熱さへのショックで、熱を逃がすためにフルスピードで血液が循環しようとして血圧が上がり、心臓に負担がかかるからです。

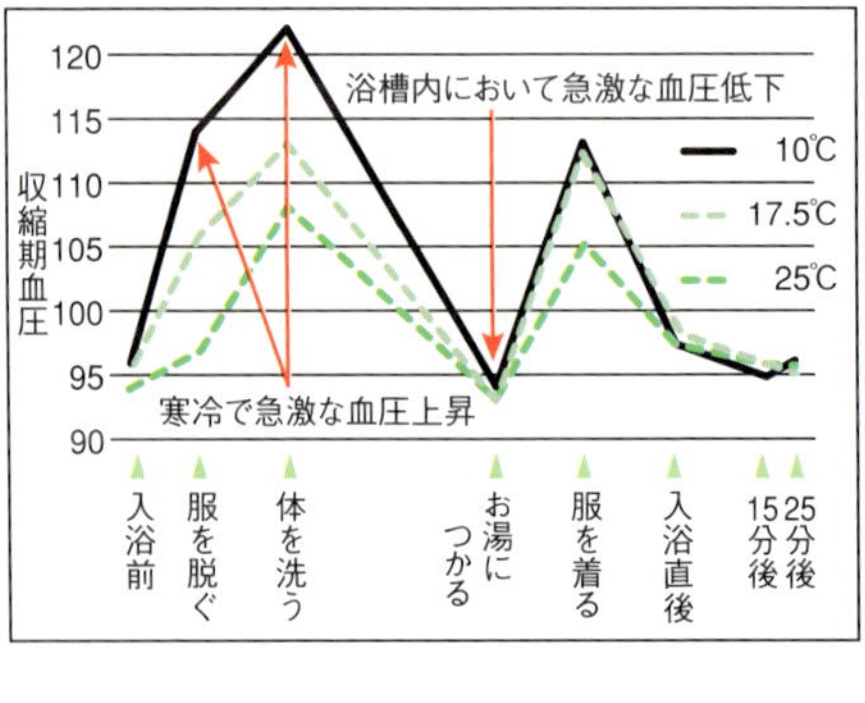

浴室温度と血圧変化
浴室が寒いほど血圧は大きく変化／東京ガス都市生活研究所調べ

冬場に、戸建住宅の各部屋の温度を測ったら、暖房のない浴室の温度は、暖房のあるリビングルームやダイニングルームより10℃も低かったという記録もあります。真冬の浴室は10℃以下になることもあり、寒さにふるえながら入浴することが多いのも事実です。つまり、入浴死は、浴室や脱衣室の温度が他の部屋より低い時期に「早く温まりたいから、高温のお湯につかる」ため、つまり、温度差によって引き起こされた可能性が高いのです。浴室に暖房がなく、浴室の意味があまり大事に考えられていない日本の住宅の構造と、お風呂好きの日本人の気質ならではの事故といえるかもしれません。高齢者ばかりではなく心臓にリスクをもっている人にとっては重大事。一般の人でも体調のすぐれないときの入浴に起こることも十分考えられます。

こうした事故を防ぐためには、他の部屋と浴室・脱衣室、浴室温と湯温などさまざまな温度差をなくすことが大事です。

寒いときの熱いお湯は危険

「寒い冬は、熱いお湯に肩までつかって温まろう」というアイデアは魅力的に感じるかもしれませんが、ここには3つの危険が隠れています。

第一は、温度のバリアフリー。「寒いときに、暖房のない浴室で熱い湯につかる」

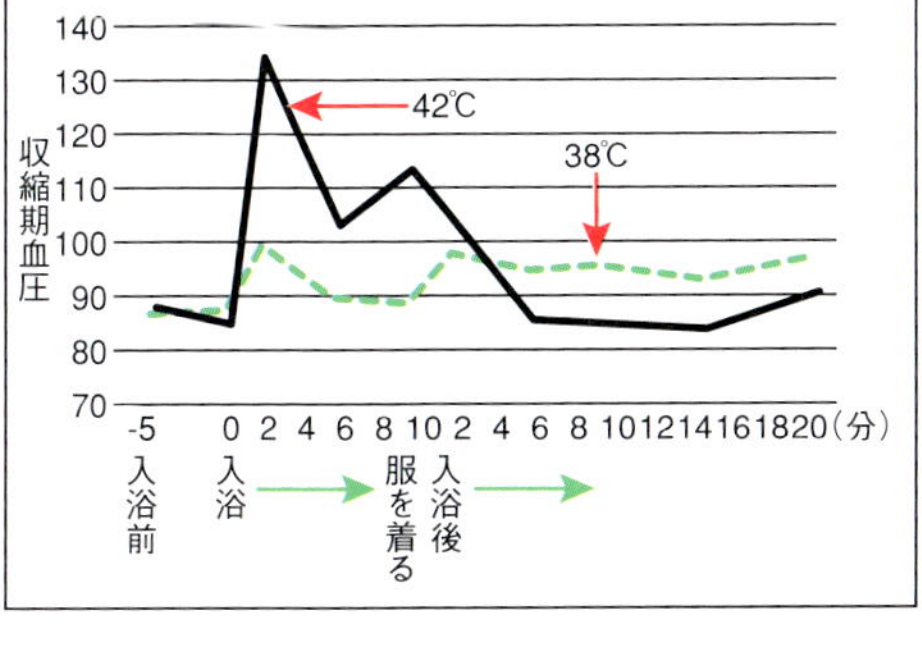

湯温と血圧変化の関係
熱いお湯に入ると血圧が大きく変化
／植田理彦「入浴の科学／健康への効果」フレグランスジャーナル No.69,1984

危険です。

家族が入浴した後に入浴すれば、浴室も適度に温まっており、湯温も沸かしたてではない（二番湯入浴）ので熱すぎず、体への負担も少なくなります。

一人暮らしの人は、シャワーで浴槽にお湯を入れましょう。高温のシャワーを全開にして浴槽へ給湯をする方法です。シャワーの蒸気で浴室は温かくなり、給湯を完了するころにはシャワーの湯温も適度に下がります。

第二は、「熱いお湯」の危険。一般に、熱いお湯とは42℃以上をいいます。入浴中は全身の血行がよくなり、だれでも血圧の変化が激しくなります。冷えた体をいきなり熱いお湯につけると血圧は一気に上昇しますが、しばらくたつと熱さで末梢血管が拡張しすぎて、今度は血圧が急降下するのです。高い血圧から急降下する、この落差がもっとも危険なのです。42℃のお湯に10分つかると血栓ができやすいという報告もあります。冬場の熱い長湯は禁物です。安全なのは37～40℃くらいの温度です。

高齢者は、温度に対する感覚が鈍くなっています。湯温が高くなっていても自分では気がつかない場合があります。家族が注意したり、浴槽に温度計を取り付けるなどの工夫が必要です。もしのぼせてしまったときは、浴槽から立ち上がる前に、洗面器に入れた水に手を浸してください。

第三は、「肩までつかる」危険。熱いお湯で血圧が上がっているところにさらに肩までつかる全身浴は、お湯にすっぽり包み込まれるような気持ちのいいものですが、

お風呂豆知識・・・10

入浴の適温は90度！

江戸っ子の風呂好きは自他ともに認めるところで、江戸の街には520軒の銭湯があったそうです。ちなみに、蕎麦屋の数は3763軒。銭湯で一汗流した後に蕎麦屋ののれんをくぐった江戸っ子の姿がしのばれます。この頃の銭湯は、蒸し風呂でした。現在のような入浴法の銭湯になるのは明治10年ごろからで、鶴沢紋左衛門という人が、地方の温泉からヒントを得て、東京・神田で始めたのが最初といわれます。

明治6年、東京府庁（現・都庁）は、入浴に関する注意書きを銭湯に掲示させました。「湯に入り身を清めることはよろしいが、熱すぎては害になる。これは医者も言っていることだ。ことに子供にはよくない。」

高齢者や血圧の高い人には危険です。下半身や末梢部にある血液が静水圧で心臓に押し上げられて、よけいに心臓への負担が大きくなり血圧の変化が激しくなります。しかも、浴室温度が低く、湯温が熱いほど変化の幅は大きくなり、快適入浴にはほど遠くなります。

おすすめは半身浴。みぞおちの上ぐらいまでぬるめのお湯を張り、20～30分ゆっく

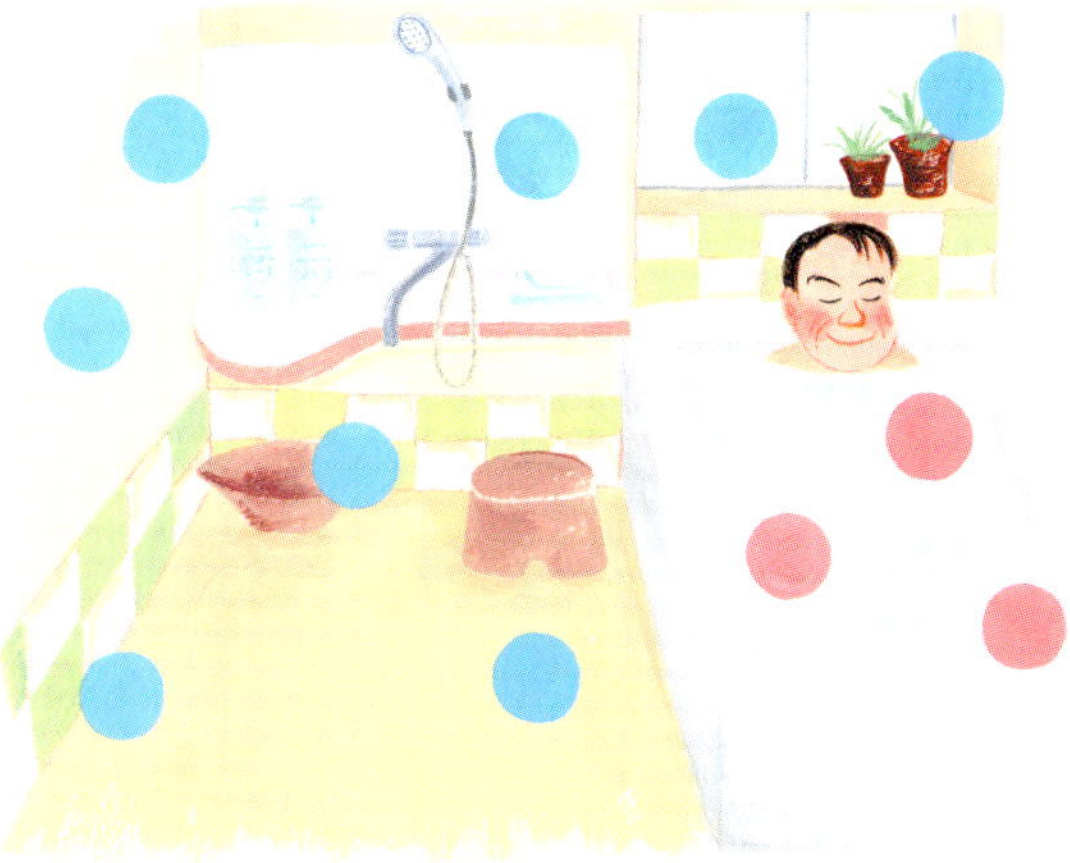

寒い浴室でいきなり熱いお湯につかると、心臓に負担がかかる

風呂屋も熱い湯をすすめるべからず。適温は90度なり」と。90度とは華氏温度で、摂氏では32・2度にあたります（この温度は、一般的な入浴温度としては低すぎます）。ところが、当時の風呂焚きの技術ではお湯の温度管理はむずかしく、常に90度に保つというわけにはいかなかったようです。しかも、当時は文字を読めない人も多く、なかには「適温は90度」を「90回入るもの」と読み間違えて何十回もお湯に浸かり、しまいには湯あたりして倒れた人もいました。

りつかってください。体は芯から温まります。

ここで気をつけなければならないことは、浴室を十分温めておくこと。湯温が低いので、室温が冷えると風邪をひく原因になります。また、入浴中に汗をかいたら水分を補給しましょう。水や柑橘系のジュースなどをたっぷり飲んで、血中濃度が上がるのを防ぎます。

最近は、高齢者や障害をもつ人などが安全で快適に暮らせるように、「バリアフリー」の環境づくりがすすめられつつあります。バリアフリーとは、物理的、心理的、社会的なバリア（障壁＝仕切りや壁などの障害）を取り除くという意味です。一般的には、階段や床の段差をなくしたり、手すりをつけるというような住まいの構造の改造への配慮と思われがちですが、忘れてはいけないのが「温度のバリアフリー」です。断熱や換気を工夫して各部屋の温度差をできるかぎりなくし、年間を通じて快適な温度に保たれるようにしましょう。

「温度のバリアフリー」は、床の段差を解消するのと違い、目に見えないので、気がつきにくいのです。しかし、リビング、寝室、トイレ、浴室など、あちこちに極端な温度差があるという住まいは、温度に対する感覚が鈍くなる高齢者でなくても思わぬ事故にもつながります。

高齢者やハンディキャップのある人たちに安全で快適な環境は、実は家族みんなが暮らしやすいということなのです。

第3章

快適な浴室

狭い浴室には色を多用しない

基本的な考え方は、部屋のインテリアの常識と同じです。浴室も大切な部屋のひとつとして、居心地のよい環境づくりを考えてください。汲み出し桶、洗面器、いす、石けん、浴用タオル、ボディブラシ、シャンプー&リンスボトル、シャワーカーテン、掃除用具……。浴室のなかは、さまざまの形と大きさのバスグッズであふれています。リビングやベッドルームのインテリアには凝る人でも、意外に無頓着なのが浴室です。

狭いスペースにいろいろなものが散らばっていると、よけいに狭さを感じさせます。小物の色をできるだけ抑えて、デザインも統一感をもたせるように工夫すると、浴室の狭さが気になりません。シャンプーや掃除用具は、性能や効果だけで選んでしまいがちですが、たいした違いがなければデザインで選ぶというのもひとつの方法です。また、気に入ったデザインの専用容器をそろえて、中身を移し替えるのもいいでしょう。

家族それぞれが自分専用のシャンプーを使っている場合は、それぞれ専用カゴに入れて、使い終わったら自室に持ち帰るようにしましょう。

見栄えの悪いものを浴室内に置かざるを得ないときは、せめてお湯につかったときに視界に入らない場所においてください。

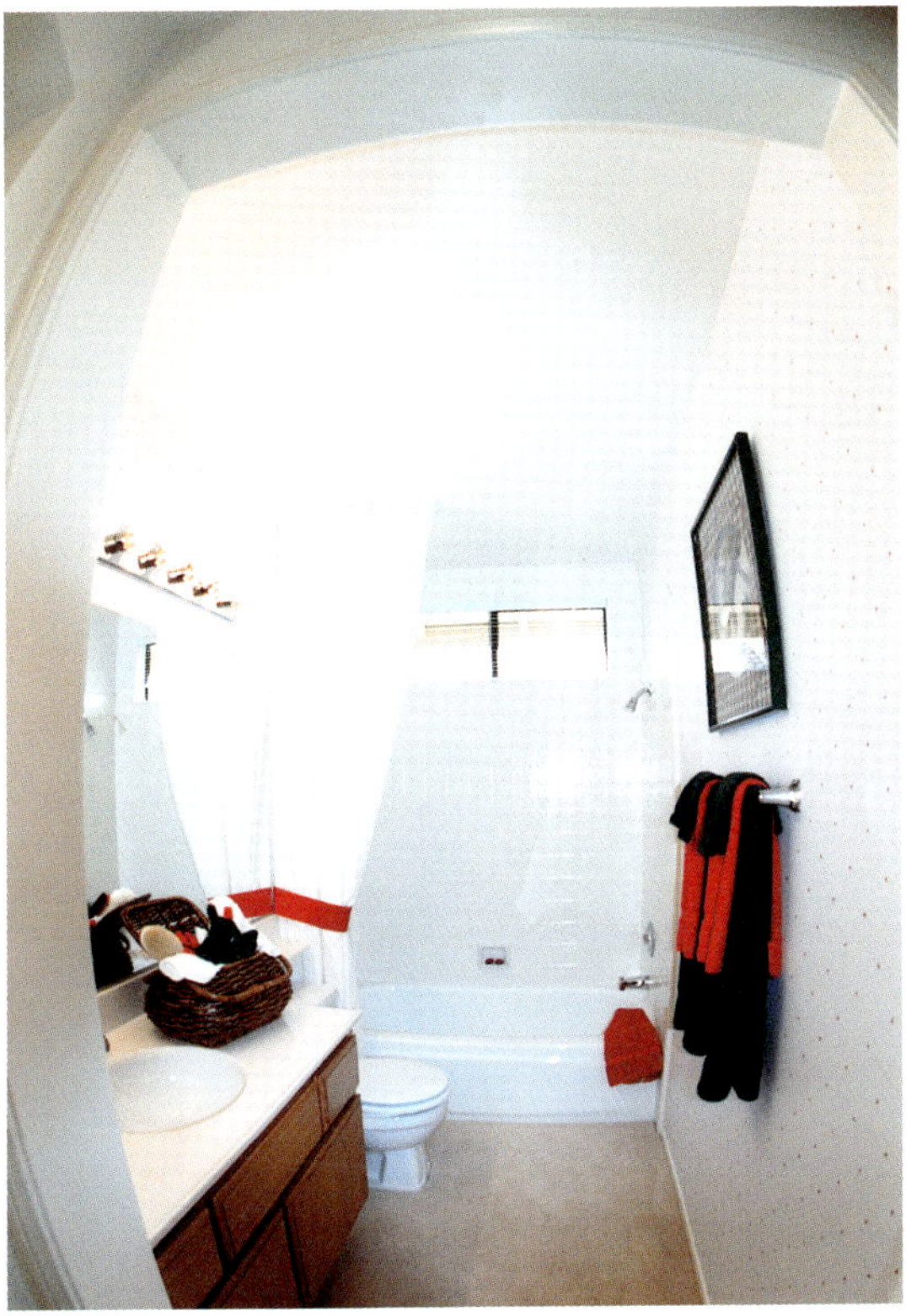

タオルやタッセルなどの小物の色を２色で統一。気分や季節で取り替えて

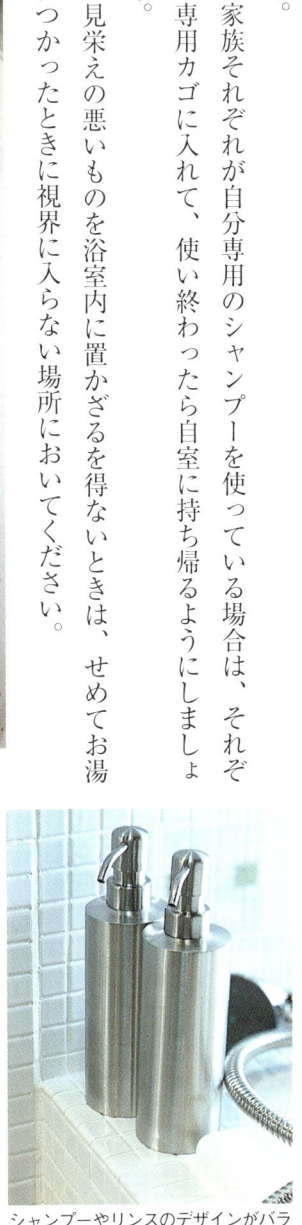

シャンプーやリンスのデザインがバラバラなら、市販の容器に移して

観葉植物の飾り方

窓から自然の風景が見えるようなバスルームならリラックス気分も最高ですが、日本の住宅事情ではなかなかうまくゆきません。そうでない場合は、バスルーム内にぜひともなにか工夫をしたいもの。目にやさしい観葉植物を取り入れてみてはいかがでしょうか。植物の性質を知って、バスルームの条件に合った観葉植物を選んでください。

窓がない浴室では、日陰に強い観葉植物か切花を

結論からいうと、自然光がまったく入らないバスルームでは、どのような植物も育てることは困難です。アイビーのような日陰に強い性質のものは比較的長持ちします

が、それでも、まったく光が当たらないとしだいに弱っていきます。そこで、同じ性質の観葉植物を2鉢用意して、1鉢はバスルームに。もう1鉢はリビングルームなど窓のある部屋の直射日光の当たらない場所に置き、1～2週間おきに取り替えます。

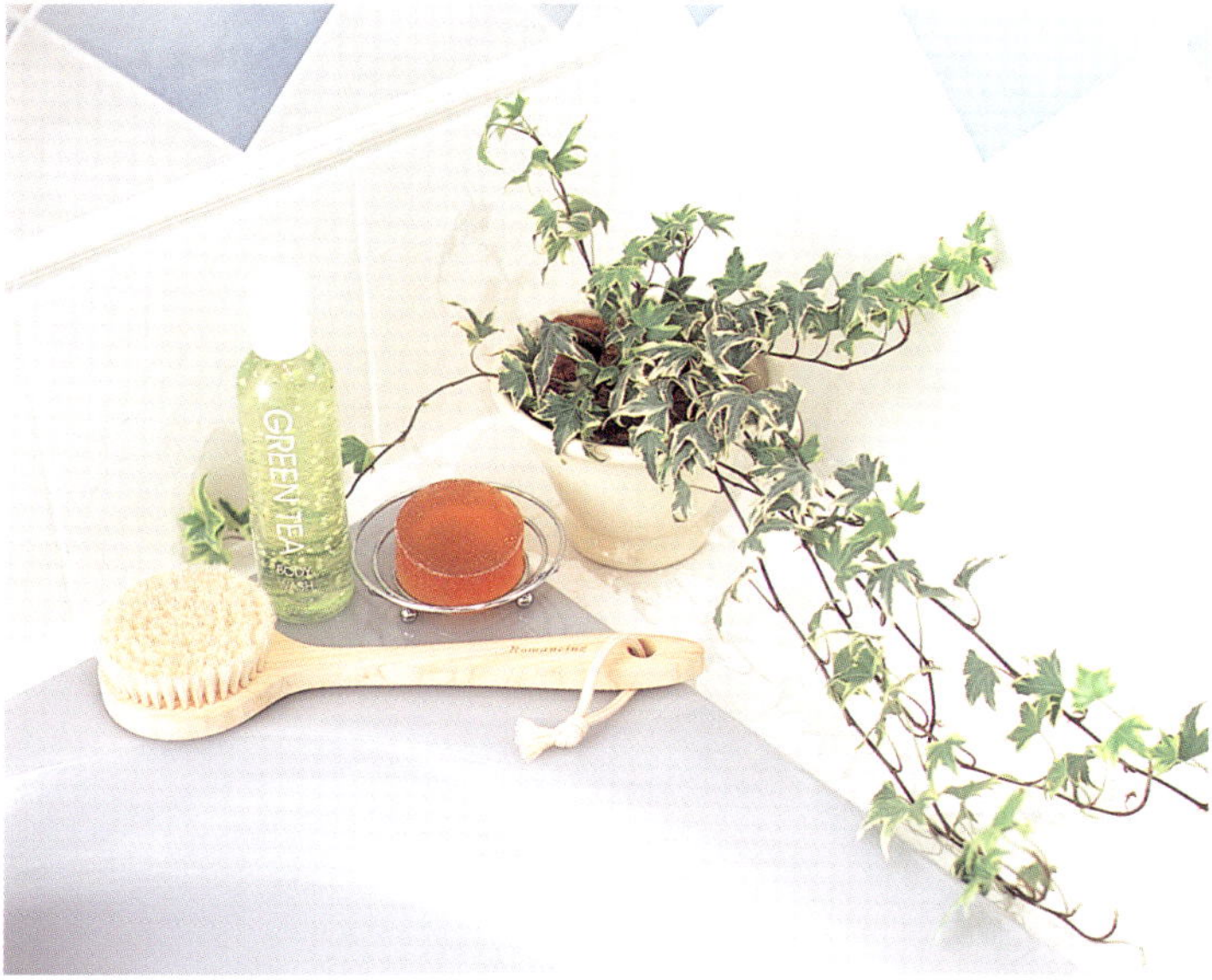

換気扇を回し、通気性に心がけて

　切花を飾るのもひとつの方法です。花瓶や鉢を置く場所がなければ、上からつるすか、壁に吸盤などで貼りつけてつるすタイプの花瓶が便利です。強力な吸盤を使ってください。上からつるす場合は、お湯につかっているときに美しく見えるように、アイビーのような下にきれいに垂れ下がる性質の草花を選びましょう。切花の色は1～2色に抑えたほうが落ち着きます。花瓶も単色か透明のシンプルなデザインのものにしましょう。ただし、置き場所が広くない限り、ガラスなどの割れ物は危険なので避けてください。

最近は、本物そっくりな造花が出まわっています。こうした造花を利用するのも賢い方法です。ただし、造花の場合、汚れてくるとみすぼらしくなります。洗えるタイプのものにするか、こまめに取り替えましょう。

花がなく、葉だけのもののほうが汚れが日立たないのでおすすめです。

また、植物ではなく、貝殻や置物を飾るのもよいでしょう。

【窓がある浴室では、採光と温度変化に注意】

小さくても窓があれば、観葉植物を育てることはできますが、植物にとってかならずしも最適な条件とはかぎりません。浴室で植物を楽しむには、まず、採光と換気を心がけてください。鉢はなるべく窓辺に置き、直接お湯がかからないように気をつけましょう。入浴後はかならず換気することが大事です。

また、窓のあるバスルームは、入浴中とそうでないときの室温が激しく変化します。とくに冬場の寒暖の差はきびしいものがあります。サトイモ科のような温度変化に強

お風呂豆知識…11

風呂敷

風呂敷は、ものを包んだり持ち運ぶために用いる正方形の木綿の布地。もともとは入浴用具の一つでした。室町時代末期、「町風呂」とよばれる銭湯の脱衣場でこの布を広げて敷き、その上で着替えをし、使い終わった湯褌（ゆふどし）や湯文字(ゆもじ＝腰巻)などの入浴用具や着替えなどを包むために使われました。そこからこの布が風呂敷とよばれるようになりました。（※当時は、入浴専用の褌や腰巻をつけたまま入浴しました）

江戸時代になると、風呂敷は入浴用具としてではなく、現在のような使われ方をするようになり、大きさも種類もさまざまになりました。〝4尺5寸物〟とか〝大風呂敷〟とよばれたのは、1辺が160㎝以上も

い丈夫な植物を選びましょう。ただし、低温に強い植物でも最低5℃以上の生育温度は必要です。ときには、リビングルームに「避寒」させるなどの思いやりが大事です。

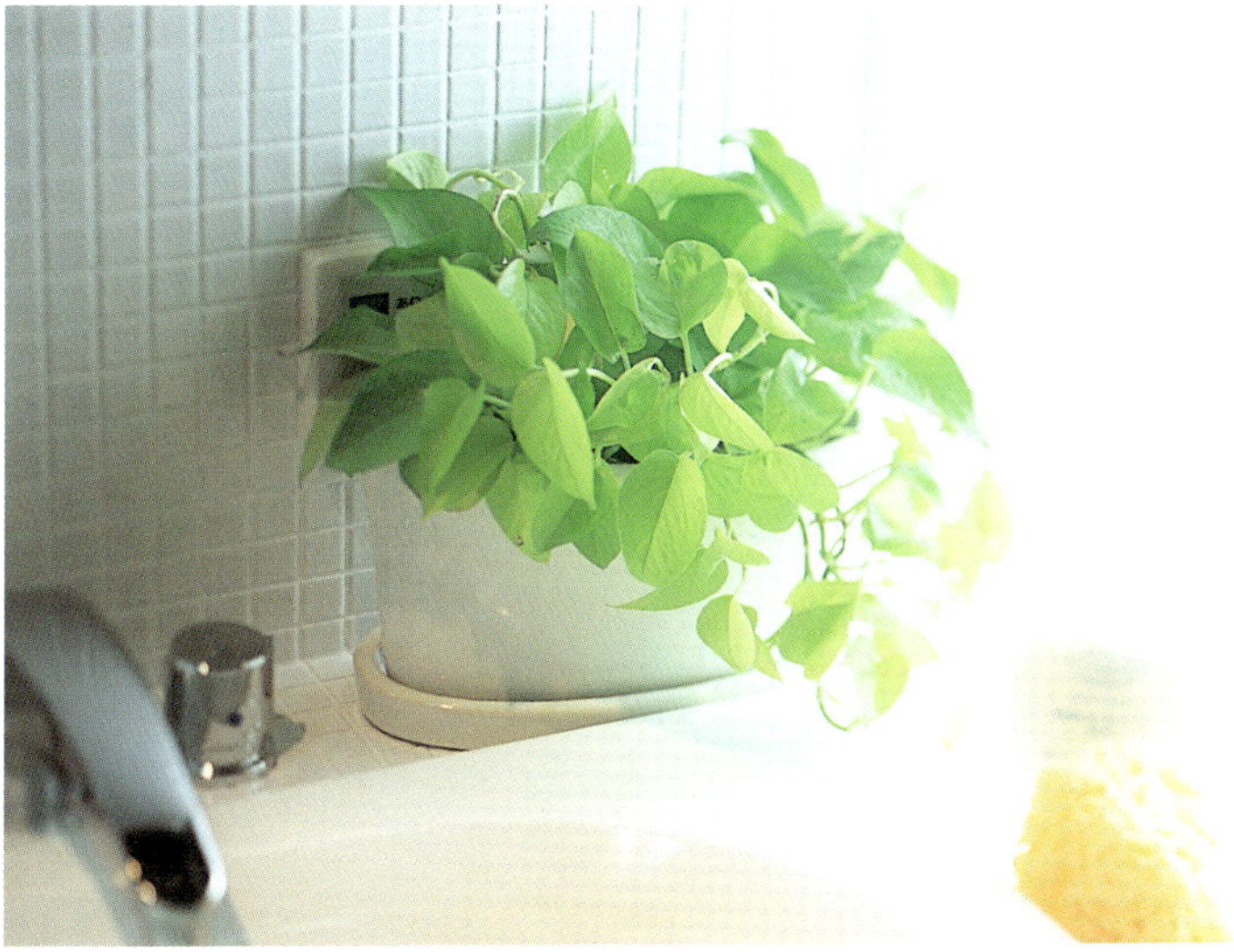

ポトスなどのサトイモ科の観葉植物は比較的強くておすすめ

ある特大サイズ。越後屋(三越百貨店の前身)のような呉服屋は、店の定紋を染め抜いた木綿の大風呂敷に反物を包んで商いをしました。風呂敷は包装紙でもあったのです。小ぶりの風呂敷は、一般家庭でも使われるようになり、用布も木綿ばかりでなく縮緬(ちりめん)や繻子(しゅす)などが使われるようになり、色やデザインも凝ったものが好まれるようになりました。

ちなみに、徳川家康の形見分けの品を書いた駿府徳川家形見分帳の中に風呂敷が残っています。

窓のない浴室向きのグリーン

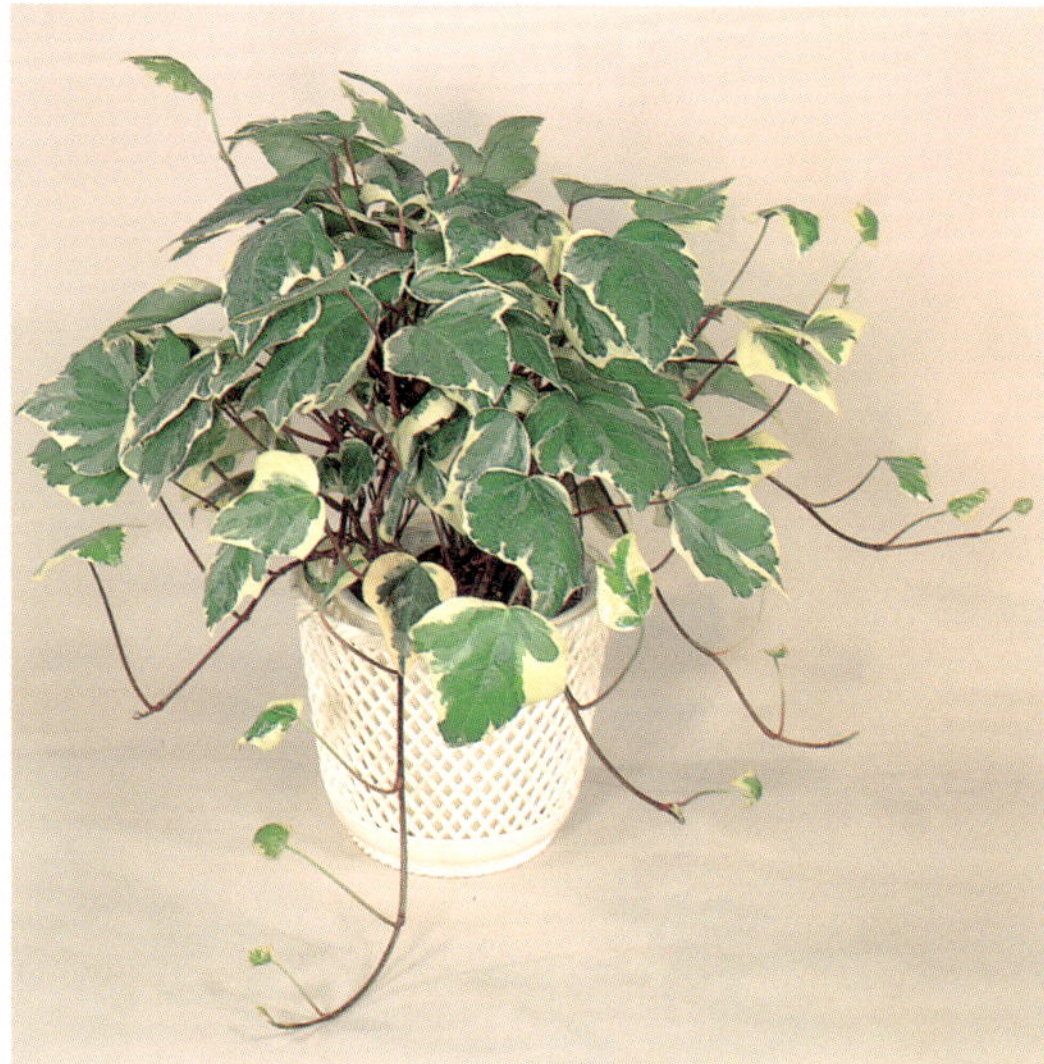

アイビー

栽培品種は80以上もあり、耐寒性が強く、半日陰を好むので、室内で育てるのに適しています。常緑のツルが下に垂れるので、つり鉢仕立てにして、バスタブの中から鑑賞するのもよいでしょう。室温は0℃以上

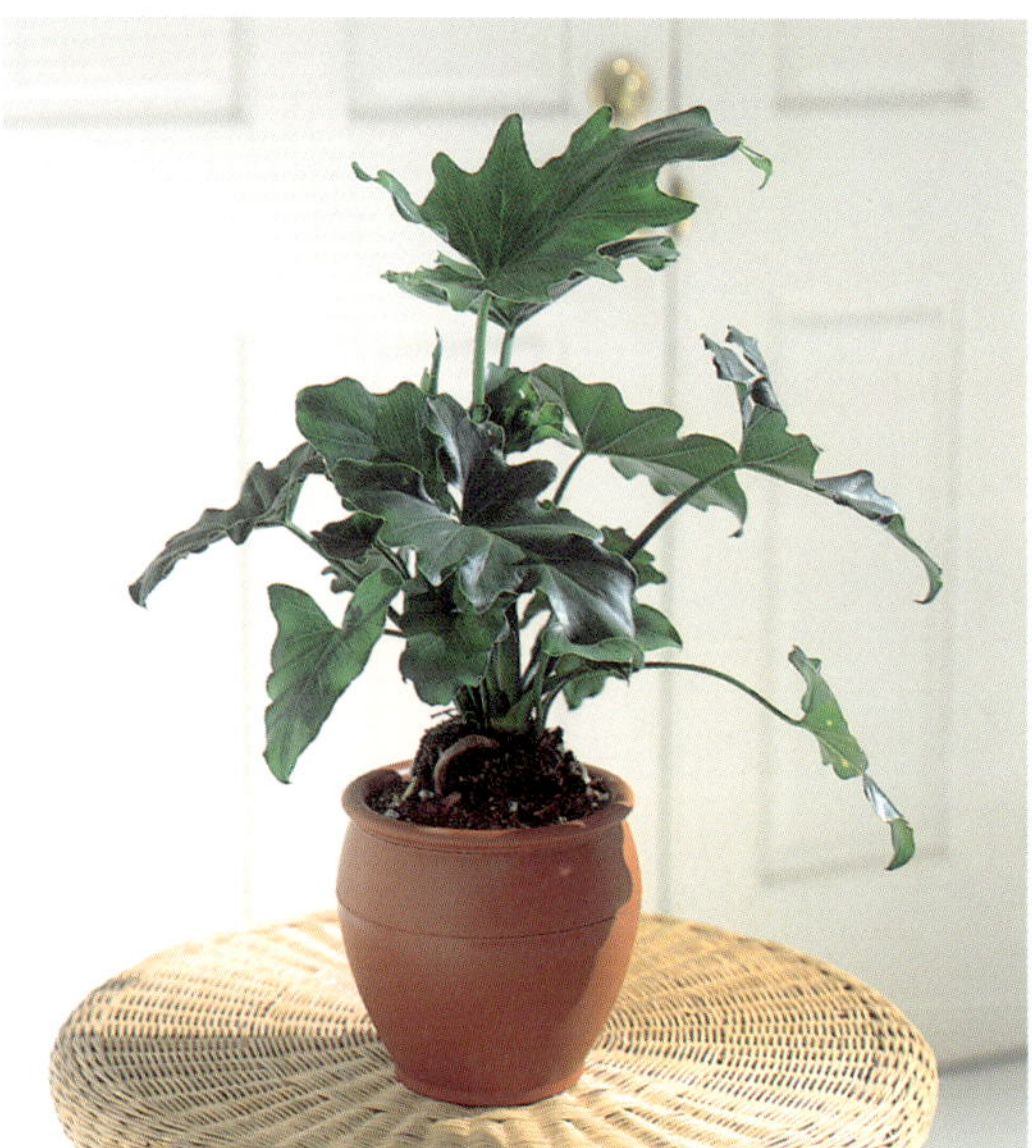

フィロデンドロン・セローム

半日陰を好む性質があり、丈夫で日光不足にも耐えるので、窓のない浴室で楽しむのに好適でしょう。鉢土の表面が乾いたら水やりを。室温は8～10℃以上は必要です

窓のある浴室向きのグリーン

スパティフィラム

花のように見える苞と濃い緑の葉が素敵。耐陰性にすぐれていますが、寒さに弱いので、8～10℃以上の浴室で窓辺に近い明るい場所に置くといつまでも元気です

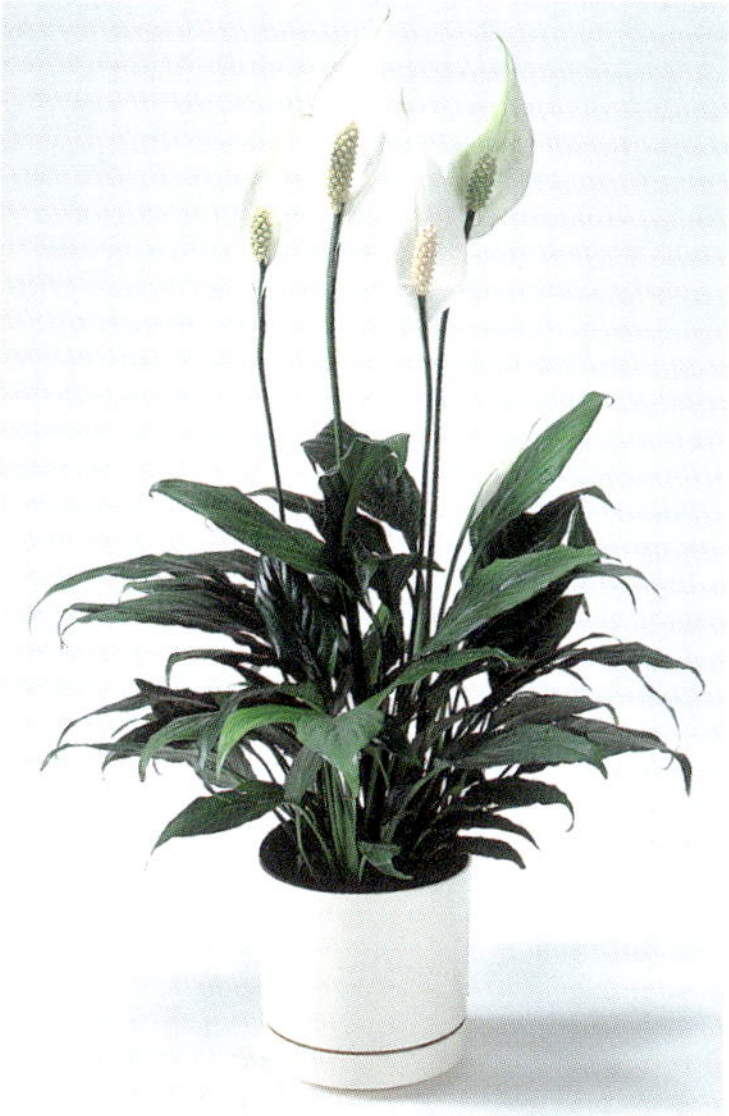

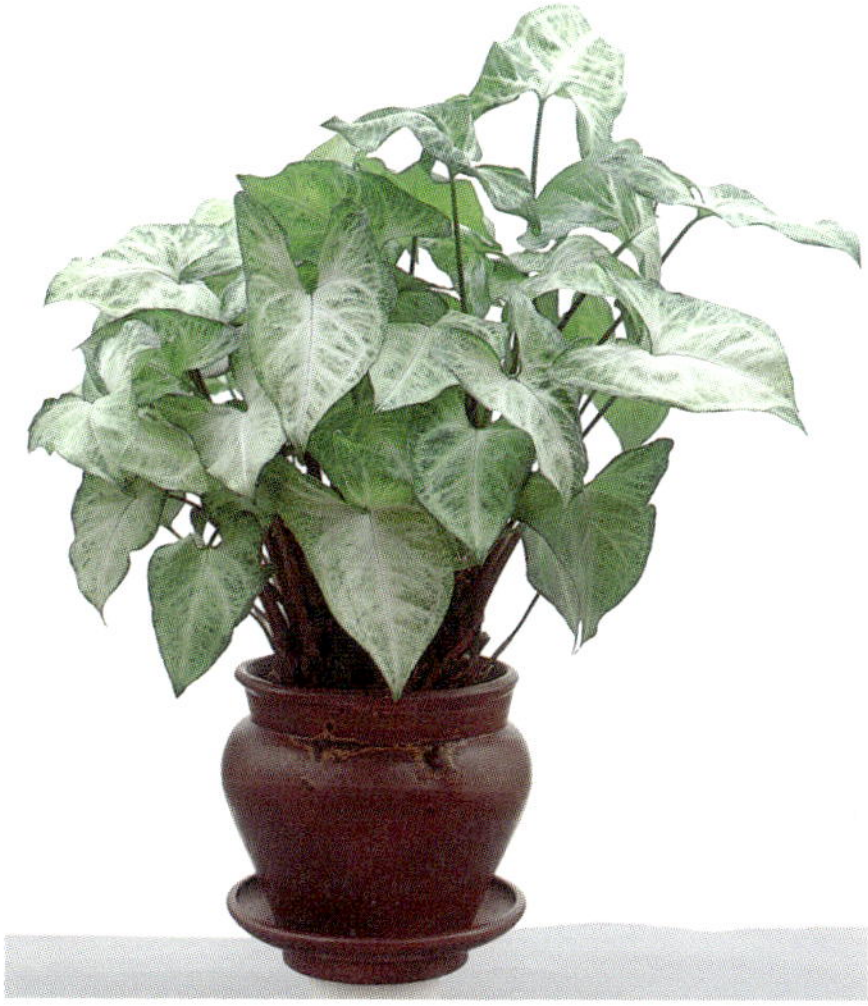

シンゴニューム

半日陰を好み、日光不足にも耐えられる性質で、初心者にも育てやすいでしょう。室温は8～10℃以上は必要。鉢土の表面が乾いたら水やりを

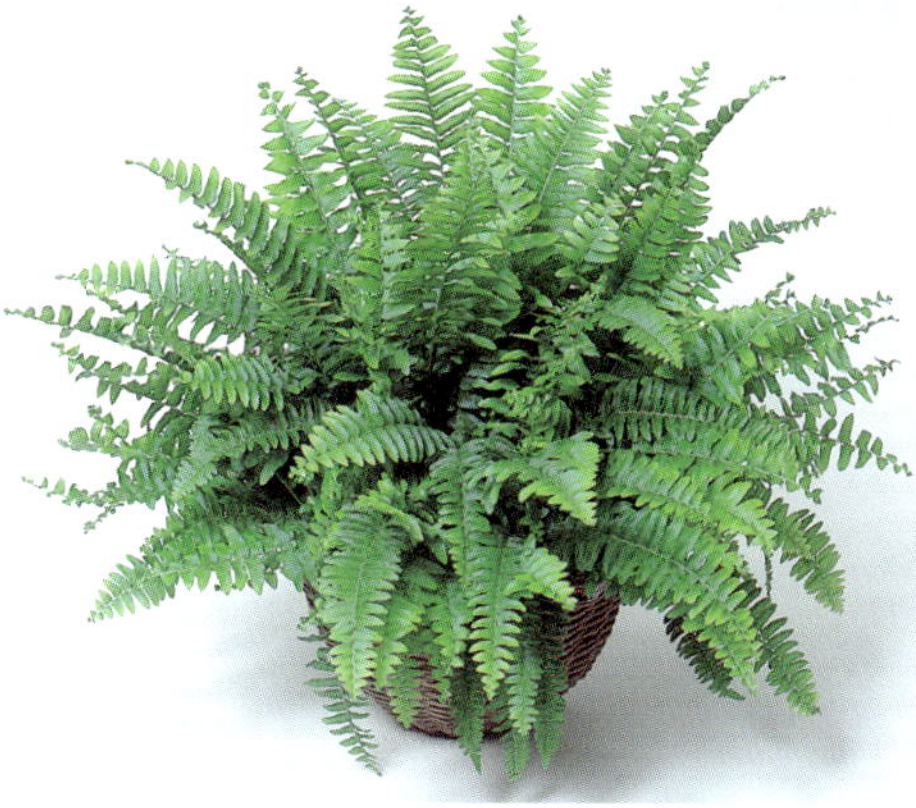

ネフロレス・ツデー

シダ植物の代表で、さわやかな緑の葉が魅力です。水切れすると葉が縮れてしまうので、土の表面が乾いたらたっぷり水やりを。室温は7～8℃以上で

手間入らずの掃除法

楽しい気持ちで入浴するには、浴室が居心地のよい空間でなければなりません。ところが、お風呂といえばカビ。お掃除がもっとも面倒に思われがちなところです。

各種洗剤を取り揃えてカビと奮闘している方も多いと思いますが、ちょっとした工夫でそのような苦労はなくなるのです。その方法をご紹介しましょう。

まずはカビ予防を

カビが生育するには①湿度70％以上、②温度0～45℃（適温は20～40℃）、③栄養分、④酸素の4つの条件が必要です。これらの条件のひとつでも欠けるとカビは生えませんが、最高の条件が揃えば、たった6時間ほどでカビは生え始めるのです。浴室は、この4条件をすべて満たしやすいカビ天国なのです。

体を洗い、流すときに壁や床に飛び散る垢は、カビの大好物の栄養となります。4条件のうち、温度と酸素の条件を変えるのはむずかしいので、湿気と栄養をなくす工夫をしましょう。理想的には、毎回入浴後に浴室の床や壁を磨き、垢（カビの栄養分）を取り除けばカビは生えにくくなります。でも、それはなかなか大変な作業です。

もっとも楽なカビ予防の方法は、浴室に乾燥機を設置して湿度を低くする方法です。乾燥機を使うことによってカビの発生が防止できること

カビが生育する4条件 4条件のうち2条件を防げばカビは予防できる

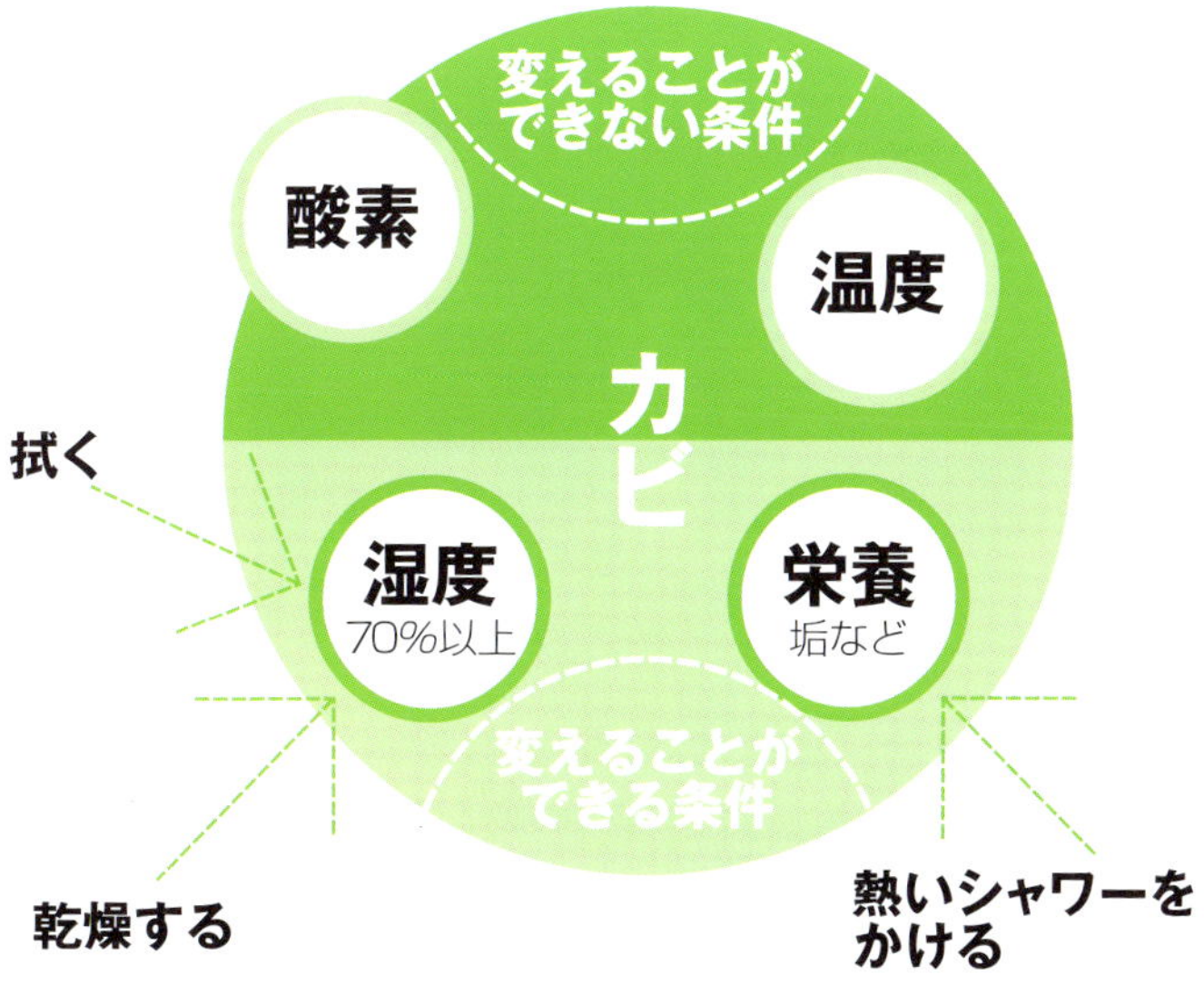

は、カビ研究の第一人者の阿部恵子先生（環境生物学研究所所長）によっても証明されています。

戸建て住宅の場合は、浴室の天井に後付け設置できるタイプの暖房乾燥機が発売されていますので、検討してみてください。また、入浴するたびに次のようなほんのひと手間をかければなおよいでしょう。乾燥機を設置出来ない場合は特におすすめです。

【壁と床の簡単掃除法】

まず、浴室全体を見て、ふだん水が溜まりやすかったり乾きにくい場所をチェックしてください。

一般に、カビが生えやすいのは、空気が停滞しやすい床の隅とか乾きにくいタイル目地やバスタブの縁など。一晩たっても放置して濡れたままの場所があれば、そこにはかなりの確率でカビが生えるでしょう。

阿部先生（前出）の研究によれば、温度が25℃の場合、湿度が97％のところは6時間でカビが生えはじめるそうです。できるだけ早く乾燥させ、垢や脂も取っておきましょう。

●浴室掃除の簡単手順

①浴室から出る直前に、60℃以上の高温シャワーを、最大の勢いで、できるだけ高い位置から壁や床を中心にかける。体にかけたシャワーが飛び散りやすい壁の低い位置やふだん乾きにくい場所、樹脂系のコーキング剤の部分はとくに念入りに。シャワーヘッドに強い勢いのマッサージモードがあればそれを使いましょう。

②ふだん乾きにくい場所や鏡を中心にタオルで水滴を拭き取る。

③一晩中換気扇をつけておき、浴室のドアは開けてできるだけ通気をよくする。

高温シャワーをかけることで垢も落ちやすくなり、生えかけたカビ菌も弱ります。体にかけたシャワーの飛沫がかかる場所を中心にかけてください。ただし、そのままにしておくと、熱湯シャワーの蒸気のせいで、湿度の高い状態が長時間保たれることになるので、水滴はタオルで軽く拭き取ってください。壁全体を毎回バスタオルで拭けば、新築のような輝きが保てますが、それが面倒な場合は、ふだん特に乾きにくい部分と鏡の部分だけ水滴を拭いておきましょう。鏡は、水滴がついたままにしておくと、水分中のカルシウム成分が鏡面に固着するだけでく、長時間たつと中まで浸食し、白いシミになってとれなくなります。もし壁や床をタオルで拭き取るのが面倒なら、

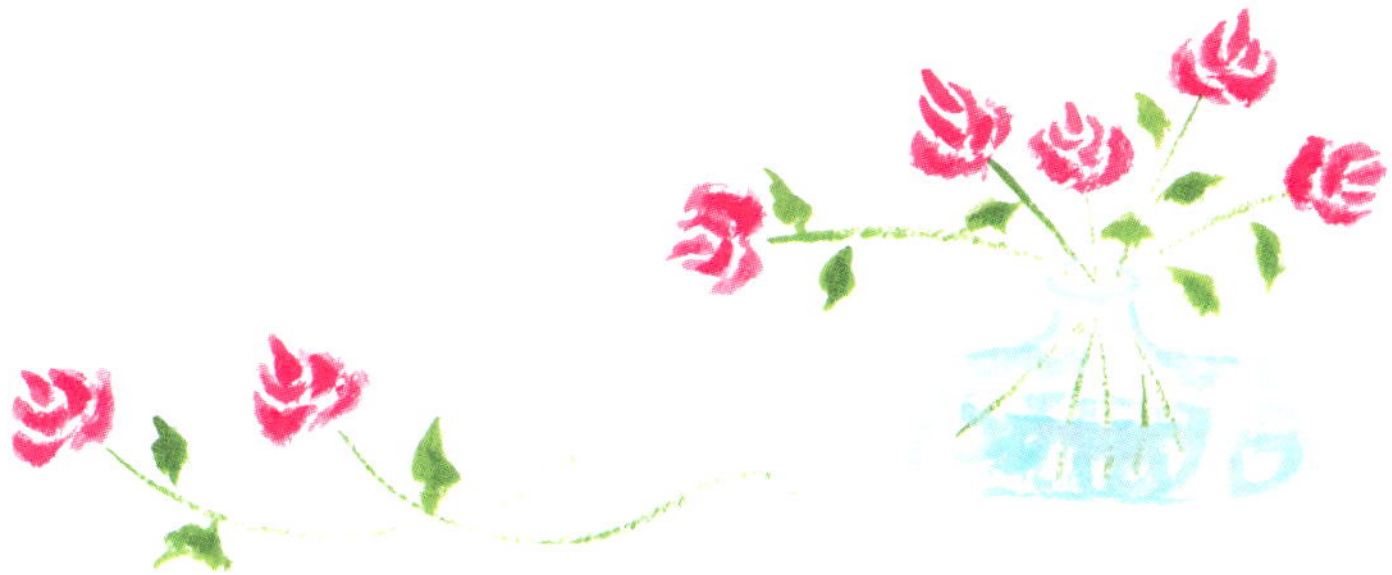

冷水シャワーをかけて冷やし、蒸気を減らしましょう。

それでもカビが生えてしまったら、まずはタイル目地用ブラシか歯ブラシや布でこすりながら、できるだけ水で掃除します。それでもとれない場合はカビ取り剤を使いましょう。

カビがひどい部分は、カビ取りジェルを含ませたティッシュペーパーを当て、ラップで押さえてしばらく置いてからよく洗い流します。

●小物の置き方にひと工夫

換気扇を回し続けていても、シャンプーや小物の下や陰など、空気が流れないところは乾きにくく、カビも生えやすくなります。

水切れのよい台の上か、カゴ状の容器に入れておくとよいでしょう。

小さな置物をいくつか飾る場合は、掃除が楽なようにひとつの容器やトレーの上にまとめましょう。

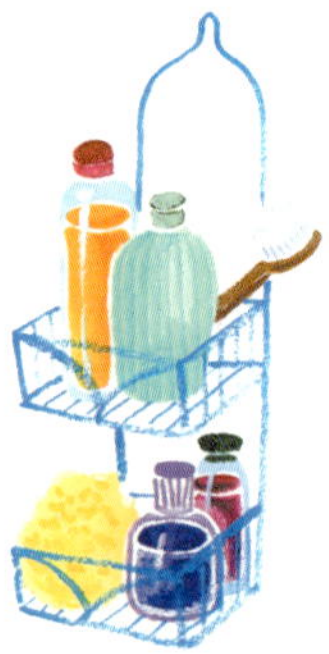

洗剤なしでバスタブも小物もピカピカに

バスタブを掃除するとき、残り湯を捨てきってからシャワーをかけて洗っていませんか。そんな方は、きっとお風呂洗いを面倒に思っているはずです。

バスタブの掃除は、実は、残り湯を捨てる前に行うのがいちばん楽なのです。体の脂が溶け出した残り湯は、洗浄剤としても意外に優秀です。バスタブの栓を抜いたら、減っていく残り湯にタオルを浸しながら喫水線や底の汚れを軽くこすってみてください。洗剤をつけなくても、なでる程度の力で簡単にツルツルになります。ついでに、バスタブの周囲で気になるところも拭いてしまいましょう。あとはお湯がなくなるまで放っておいて、シャワーをかければ終了です。シャワー

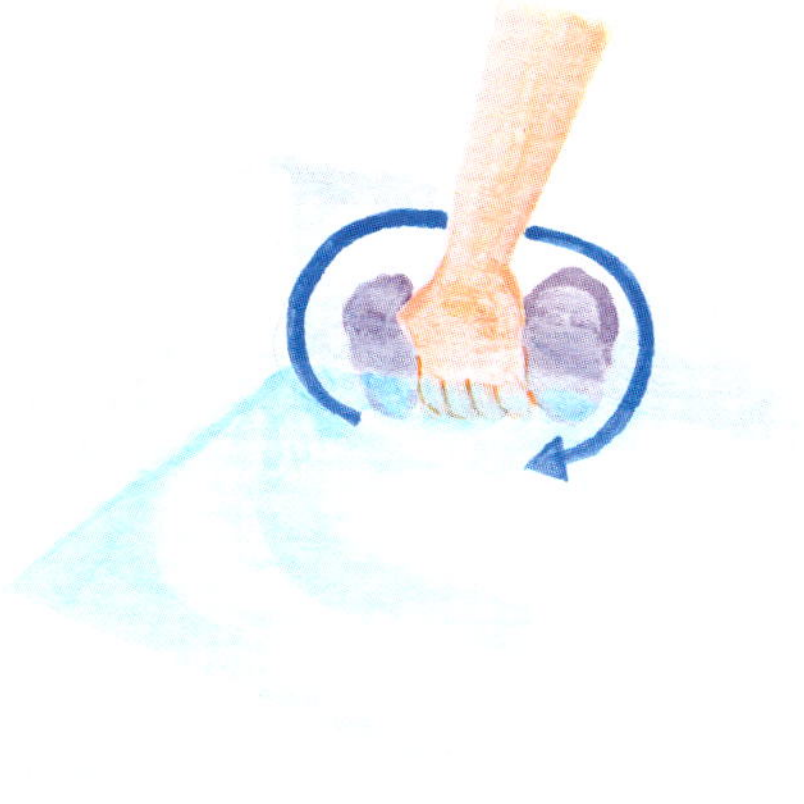

温度は40℃以上の熱めのほうがきれいになります。その後、バスタブの淵などの水平面に水滴が残っていれば、軽く拭き取っておきましょう。水滴が残ると、蒸発したときにカルシウム成分などの不純物が残ってこびりつくからです。白など薄い色のバスタブではあまり目立ちませんが、濃い色のバスタブではとても目立ちます（バスタブ全体を鏡のようにピカピカに保つには、バスタブ全体の水滴を拭いておくのが理想です）。

ところで、バスタブを残り湯でこするときには、ぜひついでに洗面器などの小物類もバスタブに放り込んで残りの湯でこすってみてください。ピカピカになります。抵抗感がなければいすも同様に洗いましょう。汚れがひどい小物は、一度浴室用洗剤で洗う必要がありますが、毎回バスタブと一緒にこする習慣をつければ、いつもきれいな状態で使えます。

こするときに使うタオルはふつうのものでもいいのですが、食器洗い用などとして売られている洗剤不要のクロスならさらにきれいになるうえに水切れもよいので楽に使えておすすめです。

洗剤も力も不要で、お風呂が簡単にきれいになるこの方法、ぜひお試しください。お風呂掃除がきっと楽しくなります。

お風呂豆知識・・・・12

五右衛門風呂

据風呂の一種。かまどを築いて釜を乗せ、その上に桶を取り付けて、下から焚いて沸かし、底板を利用して浮きふたをし、その板を踏み沈めて入浴します。

江戸時代の滑稽本「東海道中膝栗毛」（十返舎一九）には、この風呂が関西で流行ったこと、燃料が少なくてすみ、経済的であることが記されています。また江戸っ子の喜多八が小田原の宿でこの風呂に出会い、入り方がわからず、底板を取り除け、下駄のまま入り、釜の底を踏み抜く失敗談が紹介されています。

豊臣秀吉が、盗賊の石川五右衛門を釜茹での刑にしたことからこの名前がついたといわれます。

湯が出るまでのシャワーの水は壁にかける

お風呂場でシャワーを使うとき、お湯を使いたいときでも最初の何秒かは水がでてくると思います。その水をどうしてますか？　バスタブの中に混ぜる方もいると思いますが、捨ててしまっている方も少なくないのではないでしょうか。

その水は、ぜひ壁にかけてください。

タイルなどの壁の場合、目地の部分は吸湿性がよいため、汚れた体にかけたお湯の飛沫も吸い取ってしまい、カビの原因となるのです。陶器の器のように、あらかじめ湿らせてから使えば、すでに湿気を含んでいるため、汚れた水分を吸ったり付いたりしにくくなります。

浴室リフォームの工夫

住まいのなかでリフォームの需要がいちばん多いのがバスルームです。一般的には、汚れがひどくなったり老朽化してリフォームせざるをえない状況になってから行われるようです。リフォームを決意したら、より快適な浴室づくりをするために積極的に専門家の力を借りましょう。

狭い空間を広く見せる

日本の一般家庭では、リビングルームや客間にくらべるとバスルームはないがしろに扱われてきました。バスルームやバスライフへの認識もまだまだ低く、住宅の片隅に押しやられたり、窓がなかったり、残念ながらリラックスできない場合も少なくありません。しかし、入浴は毎日のこと。狭いスペースを広く、快適な空間に見せる知恵と工夫で、狭いながらも楽しいバスタイムを確保しましょう。

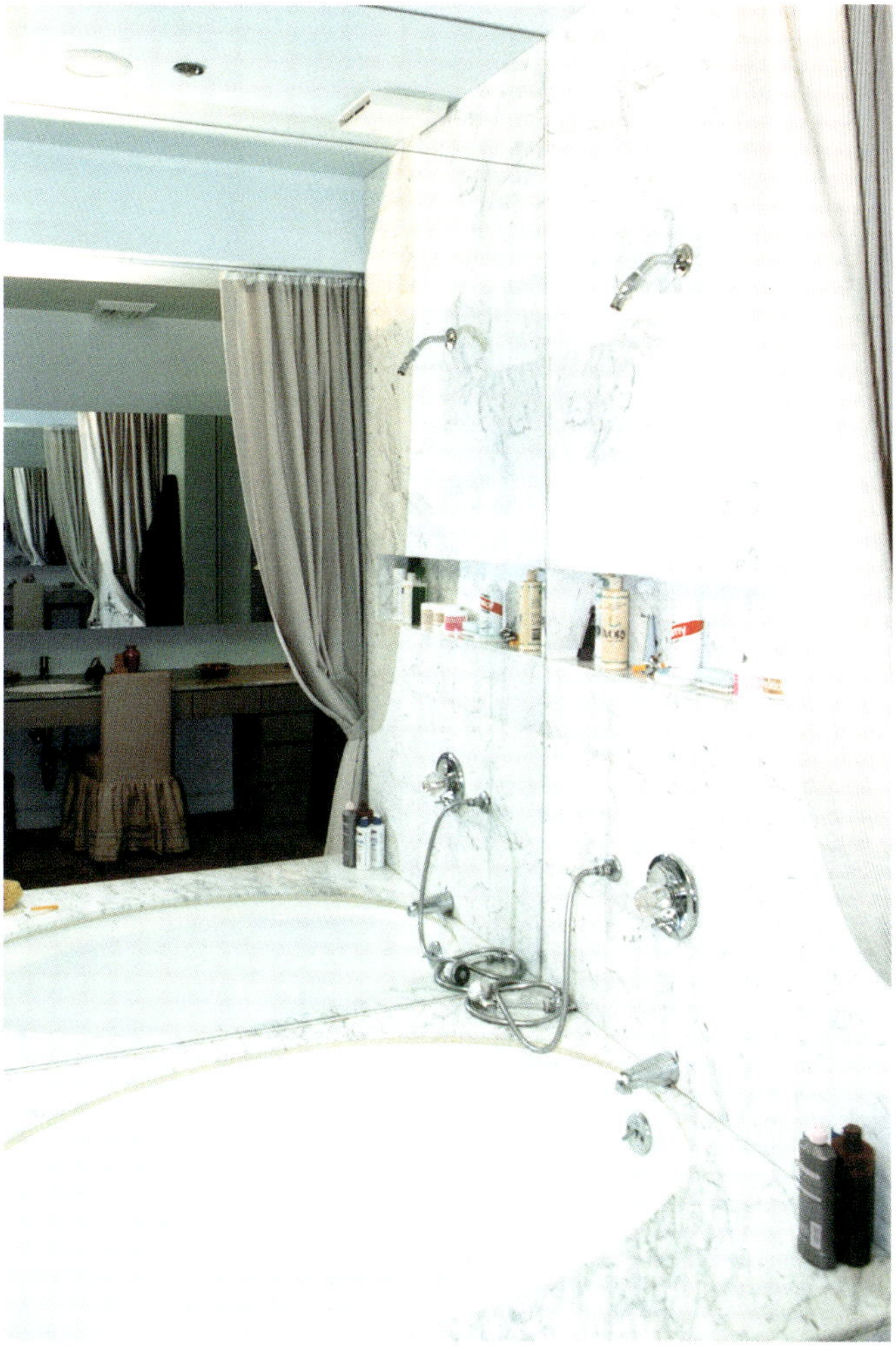

鏡を大きくとって広々と見えるバスルーム

①天井の高さを変える

バスルームの壁と直角の天井をドーム型のような曲面にすると広がりが出ます。頭上を包み込むような曲面は距離感を曖昧にするので、広くなったような感覚が得られます。

大きめの鏡を効果的に使うのもよいでしょう。脱衣室や他室との仕切り壁を素通しのガラス張りにして一体感をもたせる方法もあります。

②照明で広く見せる

照明ひとつで狭い浴室が驚くほど変化します。

浴室内でも照明の調節ができるのが理想です。

夜の入浴でリラックスしたいときは、リビングルーム等と同様で、白熱色の少し暗めの照明がよいでしょう。また、間接照明やスポット照明にすると、空間に広がりを感じます。

③色で工夫する

狭いバスルームのインテリアは、アイボリーやパステルなどの明るい色を基調にするのがコツです。清潔感もあり、入浴するときの気分でいかようにも変化できる余地を残しておきたいからです。よほど広い浴室や窓が大きく取れる浴室でない限り、バスタブや壁は明るく薄い色にしたほうがよいでしょう。

お湯の水色がもっとも美しく見えるのは白のバスタブです。入浴剤や照明の色も映

お風呂豆知識・・・⑬
浴槽のベストサイズは

新築家庭のバスタブのサイズは、10年前は1・2mが主流でしたが、最近は大人でも足が伸ばせる1・4〜1・6mが多くなってきました。

リラックスするには、足がゆったりと伸ばせるバスタブがベストですが、そのサイズは、入浴する人の体型によって異なり、一概にはいえません。したがって浴槽のサイズを決定するときは、実際に浴槽の中に座ってみて、入り心地を確認するのが理想的です。

家族それぞれの体型が大きく異なる場合は、家族の中で最も体が大きい人がひざを伸ばせて、最も小さい人も溺れないような、底に段差があったり、縦方向の長さが変形になっているような浴槽がよいでしょう。

えます。

ただ、寒い季節には、お湯の水色が少し寒々しく感じる場合がありますので、壁や小物には暖色系の色みを少し混ぜておくとよいでしょう。

白やアイボリーの壁の場合も、暖かみがある色調（グレーや青みがかっていないもの）を選びましょう。

わが家で露天風呂を楽しむ

長時間くつろぐ部屋には窓が絶対に必要です。バスルームも例外ではありません。広さに限界があっても、窓で外界とつながっていることによって、狭さが気にならなくなり、居心地のよさも味わえます。

そこで、窓の取り方のコツを、東京ガスハウジングのリフォームデザイン部長の天方幸子さんに教わりました。

窓のすぐ外側が狭い隙間と殺風景な塀というような場合は、窓を低い位置につけ、塀の手前の窓から見える範囲だけに見栄えのよい建仁寺垣や千本格子などを建てるとよいでしょう。隙間には日陰に強い植物を植え、下からライトアップすると坪庭が楽しめます。ジャロジー窓は、外から見られる危険がなく通気性もよいので、防犯とカ

また、背中もたれ部分の傾斜は緩やかなほうが、長時間リラックスして半身浴できます。

東京ガス都市生活研究所の調査では、家でも夫婦やお子さんと一緒に2人以上で入浴することがあるという人が約半数いましたが、そのような方は、スペースが許せばそれを想定して選んだほうがよいでしょう。

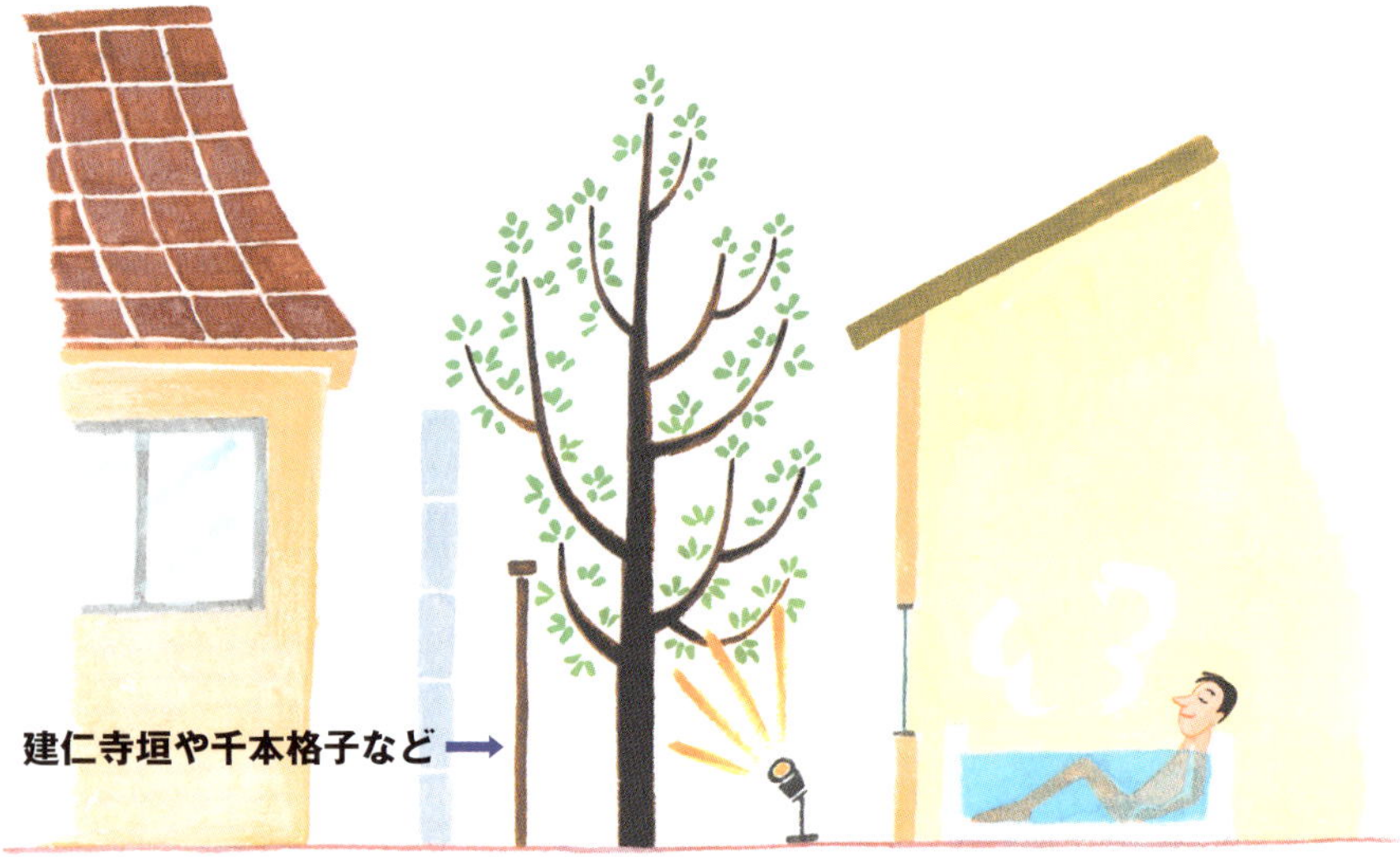

低い位置の窓なら、窓の高さの範囲の工夫ですてきなながめに

ビ対策にはいいのですが、中から外の景色が見えにくいのと、隙間風が入りやすいのが難点です。

一方、高い位置に窓を取り付けると、朝や昼間に明るい日が差し込み、気持ちのいい入浴が楽しめます。

隣家から見えてしまうおそれのある場合は、すりガラスにするか、いっそのこと2階に浴室を移して、天窓をつけてみてはいかがでしょうか。バスルームからベランダに直接出て涼むこともできればさらに快適です。

また、最近では「自宅のベランダやテラス、庭などに小さくてもよいから本物の露天風呂を作りたい」と思っている人は少なくありません。東京ガス都市生活研究所の調査で

お風呂豆知識・・・・14

ヒノキの浴槽

森や林の中で、樹木が放つ爽やかな空気を呼吸し、吹きぬける風を感じながら散策すると、なぜか心がやすらぎます。森の木々が放つテルペン類という炭化水素化合物による香気が人間の自律神経に作用して精神の安定をもたらすのです。これが森林浴です。森林浴は、フィジオセラピー（自然健康療法）のひとつで、心身ともにすこやかな状態をつくろうという人間回復のための健康法といわれています。

樹木のなかでもヒノキは、ヒノキチオールという芳香をたっぷり含み、爽やかな香気を放ちます。しかも、水や湿気によく耐え、丈夫で腐りにくく、殺菌作用もあることから、日本では古くから絶好の浴室あるいは

は、40代の男性の約4割もがそのように思っています。リフォームの場合は水回り空間の設置場所に限界がありますが、家の建て替えや新築の場合は、ぜひそのような要望を設計の方に伝えてみて下さい。

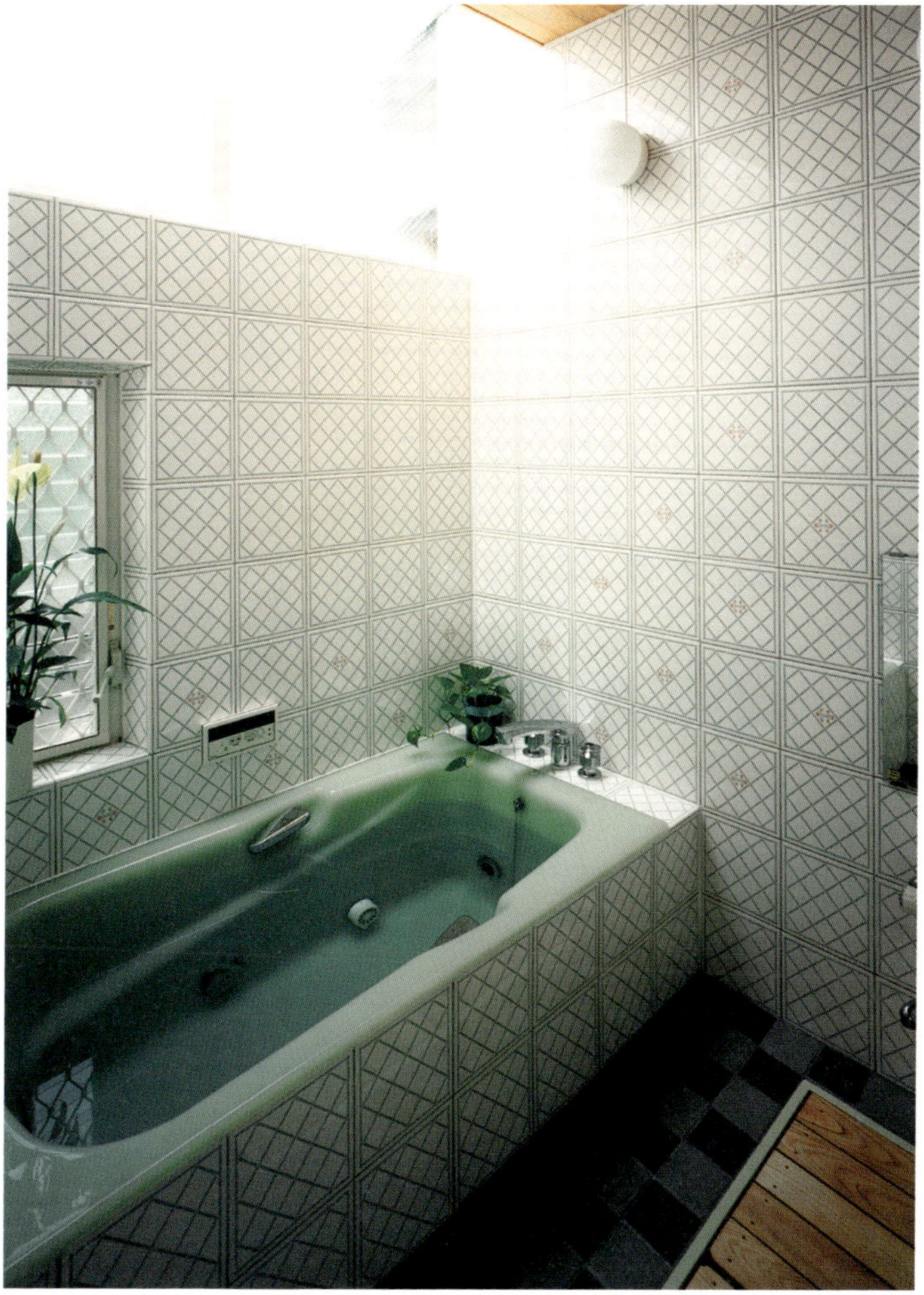

高い窓の浴室は明るく、昼間の入浴が快適（東京ガスハウジング設計）

浴槽材として用いられてきました。浴室には香気が漂い、成分が湯の中にも溶け出すので、入浴剤を入れなくても血行促進効果があります。また湯温が冷めにくいという特徴もあります。

そんなことから、ヒノキのお風呂はお風呂好きの日本人には憧れの浴室であり、最高の贅沢といわれてきました。しかし、ヒノキの浴室はもちろん浴槽自体もぐんと高価で、残念ながらあまり一般的とはいえません。

そこで、次項ではマンションのユニットバスでも期待できる「ヒノキ風呂効果」をご紹介しましょう。

周囲から覗かれない場所に屋上があれば、そこに露天風呂風のガラス張り浴室と空中庭園をつくってしまうという方法もあります。ふつうのユニットバスとくらべると防水工事の費用が多少かかるだけで、1年中贅沢なリゾート気分が味わえます。

また、新築のマンションでは、最近のニーズを反映して、ホテル等で人気の「ビューバス（眺望のよい浴室）」が付いたものも増えてきています。一戸建てでも、屋上や庭に露天風呂を設置する家が増えています。一戸建ての場合は、まず設計の方に相談してみるとよいでしょう。また、お風呂が充実したマンションを探すには～インターネットで

マンションのバスルームに新たに窓を取り付けるのはむずかしいので、大きな鏡を取り付けたり、バスタブの形状を工夫することによって広々と見せることができます。また、脱衣室と浴室の鏡のドアや間仕切り壁を透明ガラス入りにして広く見せたり、他の部屋との境に窓を取り付け、明かりを取り入れる方法もあります。

最近の新築のマンションでは、ニーズを反映してか、窓付きのものが増えていますし、ホテル等で人気の「ビューバス（眺望のよい浴室）」が付いたものまで登場してきています。でもまだまだ一部ですので、今後はもっと増えて欲しいものです。

お風呂豆知識…15

ヒノキ製の入浴グッズを上手に取り込む

ヒノキ製の入浴グッズを上手に取り入れると、ヒノキ風呂気分が楽しめます。ただし、樹脂のものなどは傷みやすいので、使用後はよく乾燥させましょう。

●風呂ふた

バスタブのふたをヒノキの板に変えるだけで、バスルームには爽やかなヒノキの香りがたちこめ、ちょっとした森林浴気分が味わえます。温まったヒノキのふろ板は冷めにくいので、冬場の浴室でも大丈夫。1枚のサイズは、どのメーカーも長さ70～80㎝、幅18～20㎝、厚さ1・5㎝が基準（価格は1枚1300円ぐらいから）となっているようです。

●いす

ヒノキのいすは、滑りにくくひんやりしないので冬

バスタブとシャワーブースを分ける

すでにご紹介したように、目的によってふさわしい入浴法やバスルームの条件はさまざまです。汗を洗い流すには気軽に浴びられるシャワー空間、やすらぎや楽しみのためには居心地がよいゆったり空間。

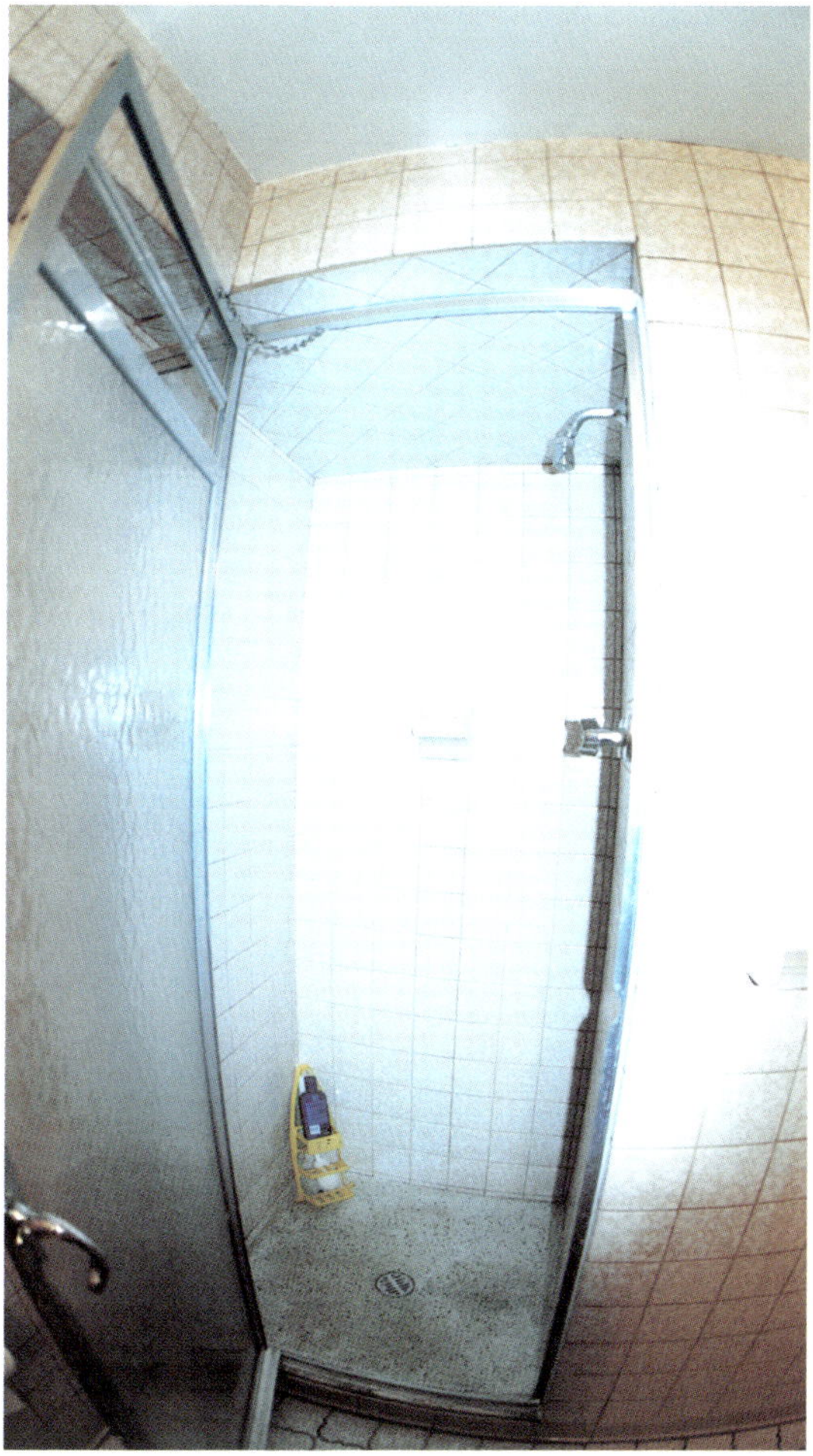

畳み半畳分のスペースでシャワーブースが設置可能

場の入浴が快適になります。座面は27×14㎝から34×19㎝まで、高さは16～33㎝までいろいろな種類があります。

●湯桶

柾目の通ったヒノキの小板を円形にまとめ、銅の帯を巻いたヒノキの湯桶は、お風呂道具とは思えないほどの美しさがあります。桶がタイルに当たるときのあたたかみのある音を楽しんでください。

●バス枕

頭の当たる部分がやや窪んだタイプ、丸い突起がついた指圧タイプ、くるくるローリングするタイプなどいろいろあります。適度の堅さと香りのよさで、首や肩の凝りをほぐしてくれます。

●すのこ

タイルの床の冷たさをやわらげ滑り止めにもなります。

「バスタブの横に洗い場」という考え方にこだわらず、バスタブとシャワーブースの設計を分けて考えてみてはいかがでしょうか。バスタブとシャワーブースが切り離されていればリビングルーム、テラス、庭などにバスタブだけのお風呂をつくって楽しむことができます。湯気や汚れが飛び散りやすい洗い場がないので、カビも心配ありません。体を洗ってからすぐにつかりたい場合には多少不便ですが、プライベート温泉のようでくつろぎには最適です。

シャワーブースがあれば、掃除をする範囲が限られているので、汚しても気にならず、1日に何度も気楽に浴びることができます。

【照明にひと工夫を】

くつろぐためのバスルームには、暖房だけでなく快適な照明もかかせません。朝や昼間の入浴には昼間の光のような明るい照明を、夜の入浴には、夕日や月明かりのようなやさしい照明が必要です。

お湯につかってゆったりするときと、体を洗うときでは、都合のよい明るさが違いますし、そのときの気分によっても必要な明るさは異なります。

最近は、リビングルームでは調光器が当たり前のように設置されていますが、バスルームにも設置することをおすすめします。また、浴室内にはコンセントがないため、読書用のライトなどもあらかじめ取り付けられていると便利でしょう。操作が浴室内でできればなお便利です。なお、照明器具は、窓と反対側の壁に付けると、すりガラスの窓でも自分の影が影絵のように窓に映し出されてしまうのでご注意。窓際の壁に付けてください。

【浴室暖房】

洋服を着て過ごすリビングルームに暖房がないという家はほとんどないというのに、裸で入るバスルームに暖房がない家が多いのは不思議です。本来はやすらげるはずのお風呂でも、寒くてガタガタ震えながら入るのでは快適なはずがありません。

寒くない浴室にするためのもっとも効果的な方法は、浴室に暖房機を付けることです。最近は、浴室用の暖房機がいろいろと出回ってきています。戸建て住宅の場合は、暖房能力が高いガス温水式のものがおすすめです。浴室をリフォームしなくても、暖房機のみ設置することもできます。たいていの浴室暖房機には洗濯物の乾燥機能や、浴室乾燥機能もついていますので、さらに便利です。留守中でも夜中でも雨の日でも洗濯物を乾かすことができますし、浴室はカビ知らずになります。

この他、浴室の寒さ対策には窓ガラスを真空ガラスに替えるのも効果的です。

バスルームに入った瞬間にいちばん衝撃を受けるのは床の冷たさですが、最近は気泡を含んだ冷たくないタイルも発売されています。

ここ数年、浴室の設備機器は非常に進歩しています。情報を集めて快適な浴室づくりに役立ててください。

ミストサウナ

48頁でご説明したように、お風呂はエステルームとしてもすばらしい力を発揮してくれます。お風呂で芯まで温まって血行をよくすれば新陳代謝が高まるだけでなく、汗をたくさんかいて、皮膚の老廃物が落ち、肌がきれいになるからです。

このようなエステ効果を高める入浴法についてはすでにご紹介しましたが、最近はユニットバスにミストサウナが組み込まれたものや、後付け可能な浴室暖房乾燥機にミストサウナ機能までが付いたものも登場しています。後者の場合はリフォームしなくても自宅でにサウナが作れます。

このようなミストサウナを使えば、40℃前後の温かい蒸気で長時間全身を（顔まで）包むことができますので、発汗効果も肌の水分も、普通に入浴した場合よりもはるかに高められるのです。大量の汗と一緒に皮膚汚れも疲労物質もたくさん流れ落ちるため、体の中も外もきれいになりスッキリします。

また、蒸気の作用で、肌の角質層の水分は一気に増えてしっとりします。ミストサウナ機能を付けておけば、浴室はエステルームとしての力を最大限に発揮することでしょう。

在来工法の浴室は魅力的

最近は、新築でもリフォームでもメーカーが工場生産した浴室ユニットを組み立てるタイプの「ユニットバス」が使われることが多く、昔ながらの在来工法で工事をしてもらうことは少なくなってきています。

ユニットバスの利点は、使う側にとっては完成時の姿が事前に確認できて安心なことと工期が短いことです。リフォームの場合、在来工法では通常3週間ほどかかりますが、ユニットバスにすれば1週間（もともとがユニットバスなら約3日）で施工できます。断熱性にもややすぐれています。

ただし、ユニットバスは、デザイン性やサイズの融通性がかなり制限されます。天窓や露天風呂風窓、ヨーロッパのホテルのようなタイルあるいはデッドスペースを有

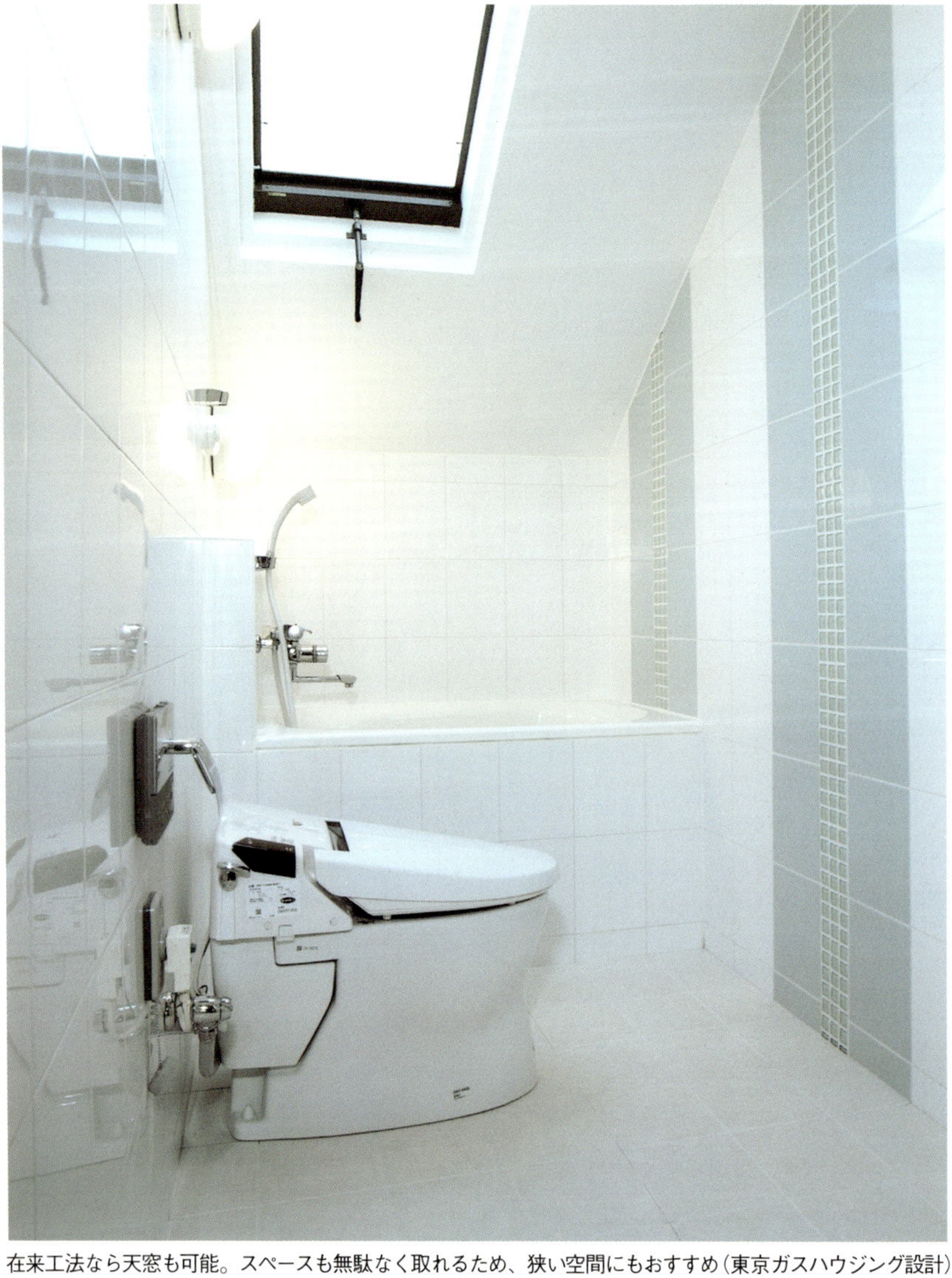

在来工法なら天窓も可能。スペースも無駄なく取れるため、狭い空間にもおすすめ（東京ガスハウジング設計）

効利用した形のバスタブなど、本来なら最高に居心地のよい空間にできる可能性がたくさんあるにもかかわらず、それが生かされない可能性もあります。また、樹脂系素材は古くなると汚れやしみがついて、美しさを保つ点では万全というわけではありません。

在来工法の浴室は、ユニットバスとくらべて価格も大きく違うわけではなく、出来上がりの満足度を考えればむしろ安く感じるはずです。バスルームは、家中でいちばん心地よくなれるはずの部屋ですから、もっとこだわってみてはいかがでしょうか。リフォームする際には、インテリア誌などを参考にイメージに近いものを選び、施工者に好みを明確に伝えるのがポイントです。

【給湯器は性能で決める】

スイッチを押せば自動的にお湯が沸いて、何時間か保温もしてくれる「全自動風呂給湯器」が当たり前のように使われるようになりました。一昔前にくらべればとても便利になったようですが、実は、よく見ると使い心地に大きな差があります。より快適な入浴ができるよう、給湯器は賢く選んでください。

給湯器には、給湯能力（1分間に何ℓの水の温度を25℃上昇できるかを表す）を示す号数がついています。家庭用の大型給湯器の場合は、一般的に16、20、24、32号の4種類があります。給湯器の本体についている品番のなかにこれらの数字のどれかが含まれている場合は、この号数を表している可能性が高いので確認してみてください。

シャワーの好みは人それぞれですが、朝、目を覚ますために浴びたり、夜は体をマッサージしてこりやむくみをとりたいなら、できるだけ強い勢いのお湯がたっぷり出ることが必要です。水温の低い冬場は沸かせる湯量が減ることや、台所などで同時にお湯を使うことを考えると24号の能力は必要でしょう。シャワー好きのアメリカでは、32号以上の給湯器に匹敵する勢いのシャワーが一般的に使われています。ただし、高能力の給湯器でも、もともと水圧の低い住宅ではシャワーの勢いは得られません。戸建て住宅なら水圧ポンプを設置することによって、滝のようなシャワーも可能ですから、施工業者と相談のうえ選ぶことをおすすめします。

●品質マークをチェックする

ガス給湯器の場合、信頼できる品質とされるものには、メーカーを問わず「Quality21」というマークがついています。給湯器を買い替える際にはこのマークがついているかどうか確認してください。安売り商品のなかにはついていないものがあります。マークのない給湯器は、少量のお湯が出にくい、音がうるさい、お湯が出るまで時間がかかるというような不都合が起きる場合があります。

給湯器は、お湯をつくる設備というイメージですが、最近は、温水床暖房や浴室暖房・乾燥など多機能を兼ね備えている暖房風呂給湯器も一般的になっています。給湯やお風呂の追い焚きと暖房を1台でまかなえるタイプのこの給湯器は、価格的にもスペースの面からもお得です。

●快適設備は最初から

また、ミストサウナやジェットバスは、最初から取り付けておくのが理想です。気持ちよく汗を流せるミストサウナ機能や血行促進に即効効果のある気泡浴槽は、入浴効果を倍増させ、快適で健康維持にもすぐれています。

いまのところはまだ高価なので、「浴室予算」のことを考えると躊躇《ちゅうちょ》してしまいがちです。しかし、後から取り付けるのはむずかしかったり見栄えが悪くなります。いずれ必要になるなら、思いきって最初から設置することをおすすめします。

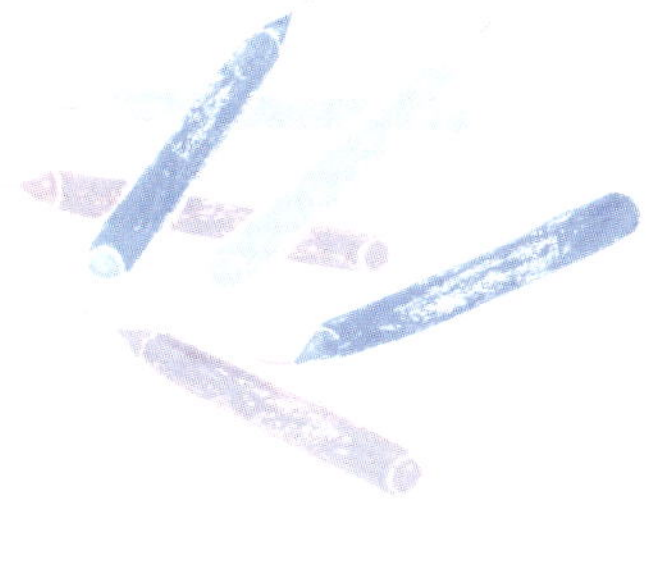

Q3　バスタブの中でなにをしていますか？（ベスト5）

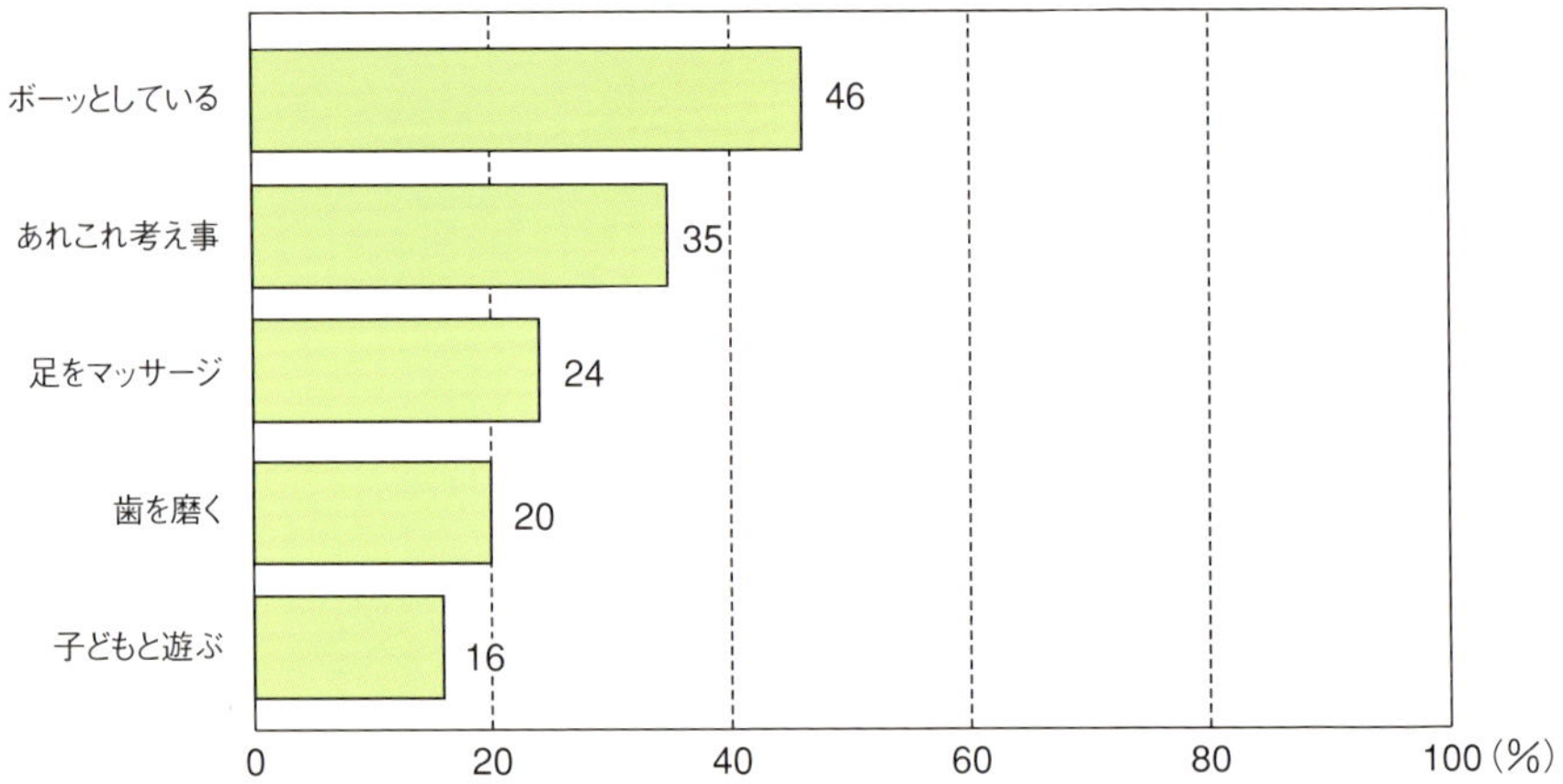

浴槽の中での時間の使われ方はさまざまです。ボーッとしたりマッサージをするなど1人で気ままに過ごす人もいれば、子どもとコミュニケーションをはかる場として活用する人もいます

Q4　夏の入浴時間はどのくらいですか？

浴槽入浴の平均所要時間	全体	男	女
浴室にいる時間	21分	20分	23分
バスタブにつかる時間	7分	7分	8分
シャワーを使っている時間	6分	5分	6分

日本人は、夏でも冬でも浴槽入浴が好き。バスタブにつかる時間は、10代と20代の女性は平均10分以上ですが、50代以上は男女共6分代でした

現代人の入浴事情

自分以外の人がどのように入浴しているかを知るのはむずかしいと思います。そこで、東京ガス都市生活研究所が行った調査から現代人の入浴事情の一端を紹介します。

Q１　だれと一緒に入浴しますか？（複数回答）

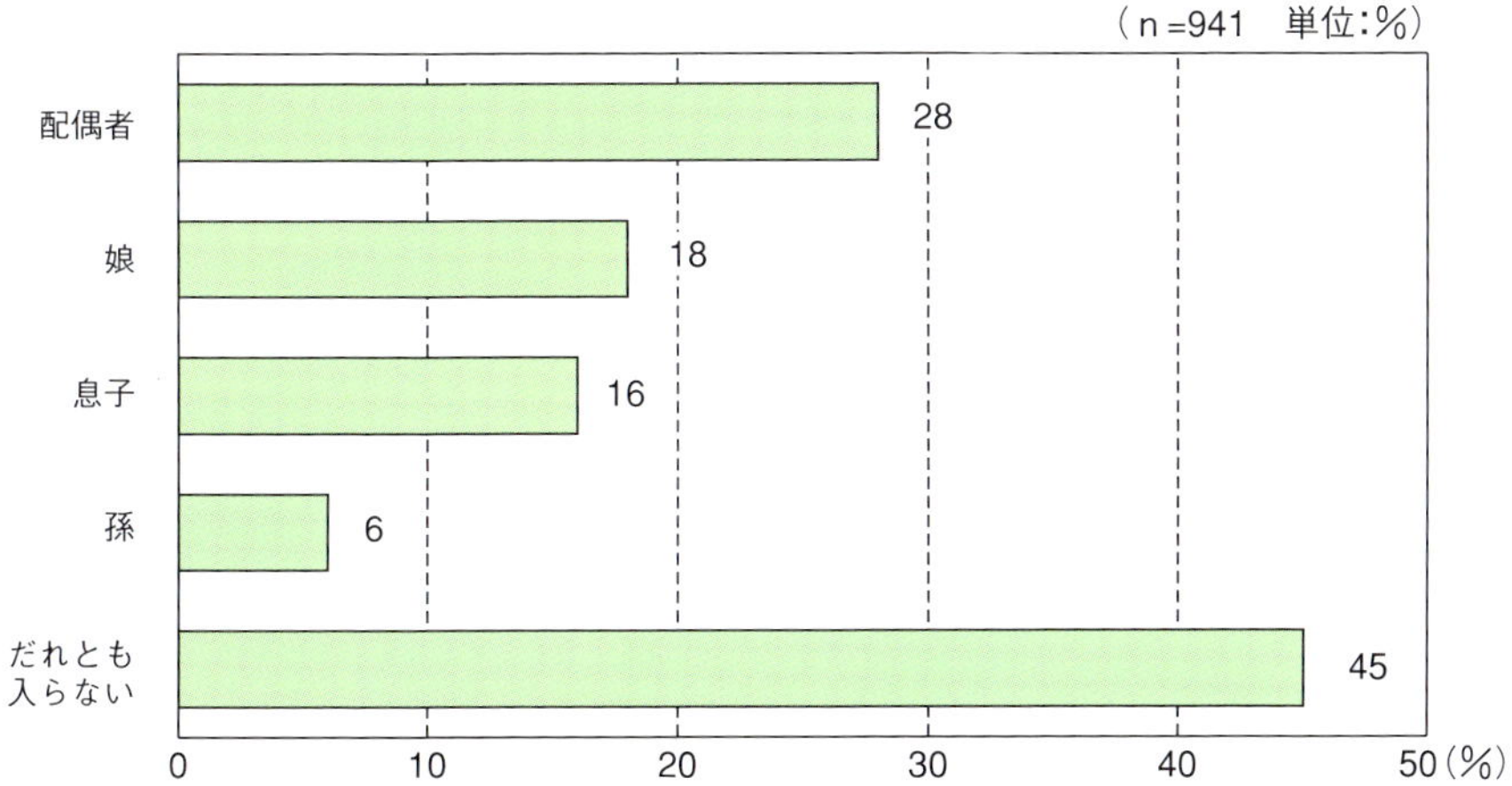

半数以上の人が複数で入浴しています。一緒に入浴した人は配偶者がもっとも多く、娘、息子、孫の順になっています。浴室が家族のコミュニケーションの場として重要な役割を果たしていることがわかります

Q２　体を洗うのになにを使いますか？

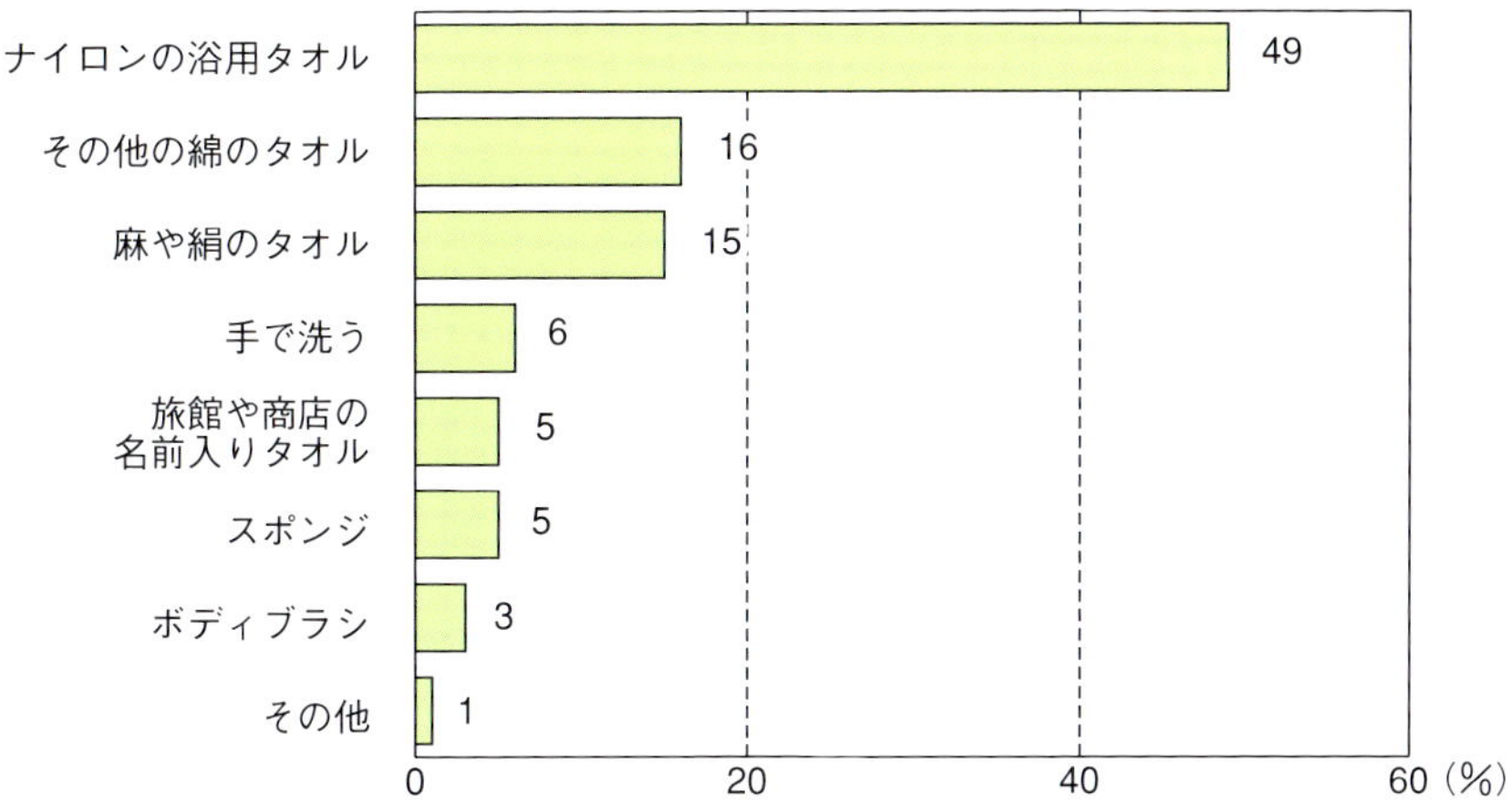

ナイロンの浴用タオルが圧倒的多数派。綿、麻、絹のタオルがこれにつづきます。手で洗う人は、マッサージを兼ねているのでしょうか。ボディブラシは若い女性に人気がありますが、一般的にはまだまだ少数派となっています

第３章 ● 快適な浴室

おわりに

今までに入浴関係の調査を何度も繰り返してきましたが、いつも驚くのは、お風呂好きが多いのに浴室に不満を感じている人も多いことです。2人に1人が浴室の狭さに不満をもっています。最近は大きめのお風呂が増えてきましたが、他の部屋にくらべるとまだ位置づけは低いように思います。

住宅の設計では、居間やキッチンなどが重視され、家族しか見ない浴室は優先順位が低くなりがちです。リゾートホテルや温泉旅館ではお風呂の雰囲気や景色が部屋の間取り以上に重視されるのに、家庭ではそうではないのが不思議です。旅館の大浴場では、お湯につかりながら本を読んだり、大声で歌を歌ったり、お茶を飲んだりはできませんが、家庭のお風呂はなんでも自由にできるのですから。部屋に露天風呂が付いている旅館は最近とても人気で、なかなか予約がとれないところが多いと聞きます。これが自分の家でいつでも楽しめればどんなに素敵でしょう。

わが家で1日に何回もお風呂に入ったり、お湯たっぷりのシャワーを浴びたりするのは贅沢でもったいないと思われるかもしれません。でも、お風呂を楽しむことによってストレスから解放され、病気になりにくくなり、つねに快適で若々しくいられるなら決してもったいなくはないように思います。

どのようなお風呂の入り方をするかは、もちろんその人の自由ですが、この本が、いろいろな楽しみ方やお風呂の性質を知り、その魅力を最大限に活用していただけるきっかけになれば幸いです。

この本ではできるだけ信頼できる根拠に基づいたものをご紹介したいと思い、手元に十分なデータがなかった内容については、その道の信頼できる方々にアドバイスをいただきました。文中でご紹介した専門家の先生方には、お忙しいなか、丁寧なご教示をいただきましたことを、感謝申し上げます。

また、今回ご紹介したデータには、東京ガス都市生活研究所研究員の杉山智美さんや同所元研究員の村上恵子さん、木村康代さん、元基礎技術研究所の方々等、多くの研究員の研究成果が含まれており、本書がまとめられたのはその研究成果のおかげであることを申し添えておきます。最後になりますが、この本を執筆する機会を下さった生活情報センターの福原文彦社長、東京ガス都市生活研究所の西山昭彦所長、たくさんのアドバイスをしてくださった野口潤子さんに、心よりお礼申し上げます。

著　者

「ことのはじまり」　亜坂卓巳　久保書店
「日本大百科全書」　小学館

写真・資料・取材協力

INAX 新宿ショールームＬ21　03-5381-7429
日本浴用剤工業会　03-3222-6126
SUKENO青山　03-5778-0230
第一園芸　03-5467-8714
ケイラク　03-3315-1876
エスプリ・ド・ボーテ アルビオン　03-3213-8738
東京ガスハウジング　03-3847-1151

写真で紹介したバスグッズ

P13　タオル
バスケット
CD
石けん　以上、東急ハンズ 渋谷店　03-5489-5111
ハーバルシャンプー・リンス（MARKS&WEB）　渋谷ロフト　03-3462-3807
防水CDプレイヤー　カシオ計算機　03-5334-4828

P27　防水TFT液晶6V型カラーテレビ　カシオ計算機　03-5334-4828
保温カップ
携帯カバー（ぬれネーぜ）　以上、東急ハンズ 渋谷店　03-5489-5111

P34　フットマッサージャー フンジャムゥ
ハッピードルフィン
湯でタコくん
マッサージボール
ドクターバスパット
シャワーヘッド
節水マッサージシャワー　以上、東急ハンズ 渋谷店　03-5489-5111

P39　バスブックスタンド　東急ハンズ 渋谷店　03-5489-5111

P46　シンク　SUKENO青山　03-5778-0230

P67　フローティングキャンドル　アイ・スタイラーズ南青山本店　03-5464-0511

P79　湯温計　アイ・スタイラーズ南青山本店　03-5464-0511

P107　シャワーヘッドセット　東急ハンズ 渋谷店　03-5489-5111
ステンレスボトルマット　東急ハンズ 渋谷店　03-5489-5111

P109　ボディブラシ　東急ハンズ 渋谷店　03-5489-5111

参考文献

「入浴と眠り」（17th Society of Sleep and Environments Symposium in Hakone 2001）　阿岸祐幸
「入浴の科学」（『からだの科学』132 1987）　阿岸祐幸　日本評論社
「住環境のカビ指数」（『健康創造研究』第2巻・第1号、2003）　阿部恵子
『半身浴ＡＢＣ』（1995）　い～な半身浴研究会　ＩＮＡＸ生活研究室
『からだによく効くお風呂の入り方』　植田理彦　池田書店
『風呂のはなし』（1986）　大場 修　鹿島出版会
「浴室環境の快適性と健康度」　大中忠勝
『薬湯が効く』（1997）　大海 淳　二見書房
『かしこい女性はバスタイムでやせる』　大槻 彰　健友館
『入門メディカルサイエンス　からだのしくみ』　鎌原聖可　日本実業出版社
『おふろのはなし』　神崎宣武 他　さ・え・ら書房
『快眠の医学　「眠れない」の謎を解く』　小林豊彦　日本経済新聞社
「リラックス入浴法」（『きょうの健康』2001.5）　河野友信　日本放送出版協会
『びっくり特効ツボ１５２』（2001）　佐藤一美　マキノ出版
「色は感情を語る豊かな言葉」（COLOR preview Vol.1 2000）　末永 蒼生　星雲社
『色彩心理の世界』（1998）　末永 蒼生　PHP研究所
『風呂と湯の話』（1990）　武田勝蔵　塙書房
『生理学テキスト』（2003）　大地陸男　文光堂
「高齢者の生理機能変動から見た安全な浴室温熱環境」　栃原 裕
『にゅうよくざいハンドブック』第３版　日本浴用剤工業会 広報委員会
『いい湯だな』（1998）　バイエルブックレットシリーズ44　バイエル薬品
『快眠の医学』（2000）　早石 修 他編　日本経済新聞社
『アロマテラピーできれいになる』（1997）　福辻鋭記　草隆社
「入浴の実態と意識に関する調査報告」（1999）　風呂文化研究会
「現代人の入浴事情」（2000）　風呂文化研究会
『バス・リラクセーション』（2002）　風呂分化研究会
「お風呂で楽しく」　風呂分化研究会
『すまいの火と水』　光藤俊夫 他　彰国社
『からだのしくみ・はたらきがわかる事典』　森 亨　西東社
『観葉植物入門』（1996）　米村浩次　農山漁村分化協会
『風呂とエクスタシー』（1995）　吉田集而　平凡社
「日米お風呂調査」（1989）　東京ガス都市生活研究所
『米国戸建て住宅の住まい方』（1993）　東京ガス都市生活研究所
『生活レシピ2002』　東京ガス都市生活研究所
「浴室環境と入浴スタイルに関する研究」（2001）　東京ガス都市生活研究所
『季節のお風呂12ヶ月』（1998）　東京ガス
『シャワーで健康になる！』（1997）　東京ガス
『肩こりとおふろ』（2000）　東京ガス
「薬湯暦のための天然生薬の選定と入浴時の生理的効果の計測」
（『日本整理人類学会誌』Vol.5,No.1,2000）村上恵子他

早川美穂　（はやかわ みほ）

東京ガス都市生活研究所所長、インテリアコーディネーター、風呂文化研究会代表。東京生まれ。お茶の水女子大学家政学部（現生活科学部）卒業。国内外の市場調査を数多く行った経験に生理学的アプローチを加えた観点で、入浴スタイルや食生活の提案をマスコミや講演を通じて行っている。「現代人の入浴事情」「ヨーロッパ食生活事情」「日本人の台所」「バス・リラクセーション」（共著）など著述多数。
http://www.toshiken.com/

増補新版　**お風呂大好き！**　快適バスタイムのすすめ

発行	2003年12月10日　第1刷発行 2004年 2月20日　第2刷発行 2004年10月25日　増補新版発行
著者	早川 美穂
発行所	株式会社 生活情報センター 〒160-0023 東京都新宿区西新宿7-19-18 TEL.03-5367-3341　http://www.j-fic.co.jp
発行人	福原 文彦
編集	野口 潤子
印刷・製本	大日本印刷 株式会社

Printed in Japan
ISBN4-86126-159-7